漢字脳活ひらめきパズルの実践で

前頭前野の衰えを防ぎ物忘れやうっかりミスを減らしましょう！

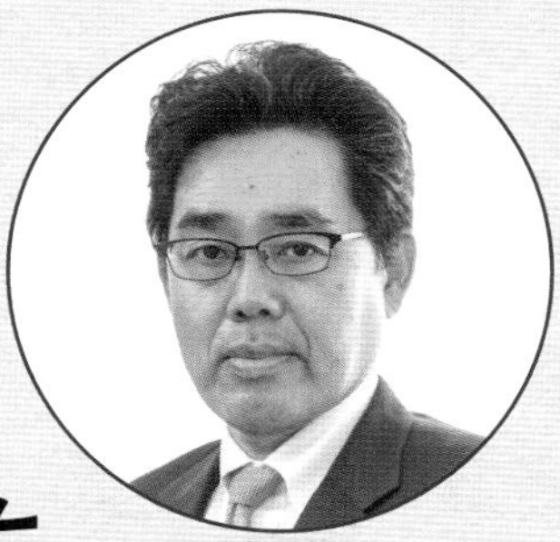

監修
東北大学教授
川島隆太（かわしまりゅうた）

川島隆太先生 プロフィール

1959年、千葉県生まれ。1985年、東北大学医学部卒業。同大学院医学研究科修了。医学博士。スウェーデン王国カロリンスカ研究所客員研究員、東北大学助手、同専任講師を経て、現在は東北大学教授として高次脳機能の解明研究を行う。脳のどの部分にどのような機能があるのかという「ブレイン・イメージング」研究の日本における第一人者。

脳の認知機能をつかさどっているのは、
前頭葉の「前頭前野」と呼ばれている領域です。
私たちが人間らしく生きていられるのも、
前頭前野のおかげといっても
過言ではないでしょう。

ところが、前頭前野の機能は20歳ごろに
ピークを迎え、加齢とともに低下していきます。
記憶力や理解力など考える力が落ちていき、
物忘れやうっかりミスも増えていきます。

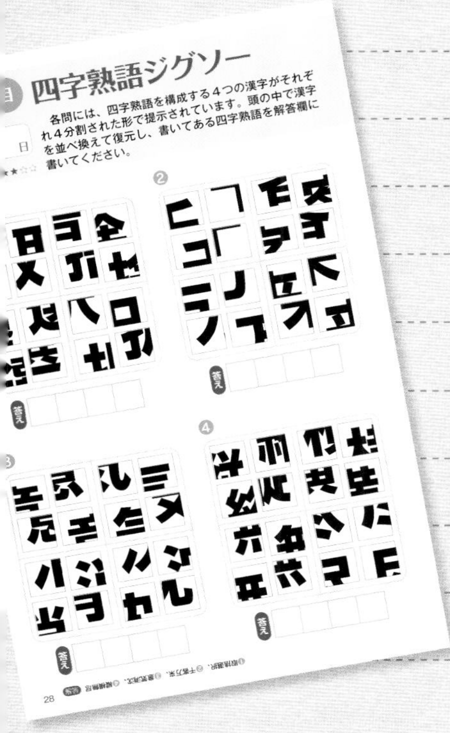
四字熟語ジグソー
各問には、四字熟語を構成する4つの漢字がそれぞれ4分割された形で提示されています。頭の中で漢字を並べ換えて復元し、書いてある四字熟語を解答欄に書いてください。
28

いつまでも人間らしく生きていくためには、
前頭前野の衰えを防ぎ、
活性化させることが重要です。

本書の漢字パズルは前頭前野の
血流を増加させ、活性化することが
試験で確認されています。
記憶力や理解力などが鍛えられ、
物忘れやうっかりミスも少なくなるでしょう。

毎日脳活スペシャル

漢字脳活
ひらめきパズル⑭

女優 宮崎美子（みやざきよしこ）さん

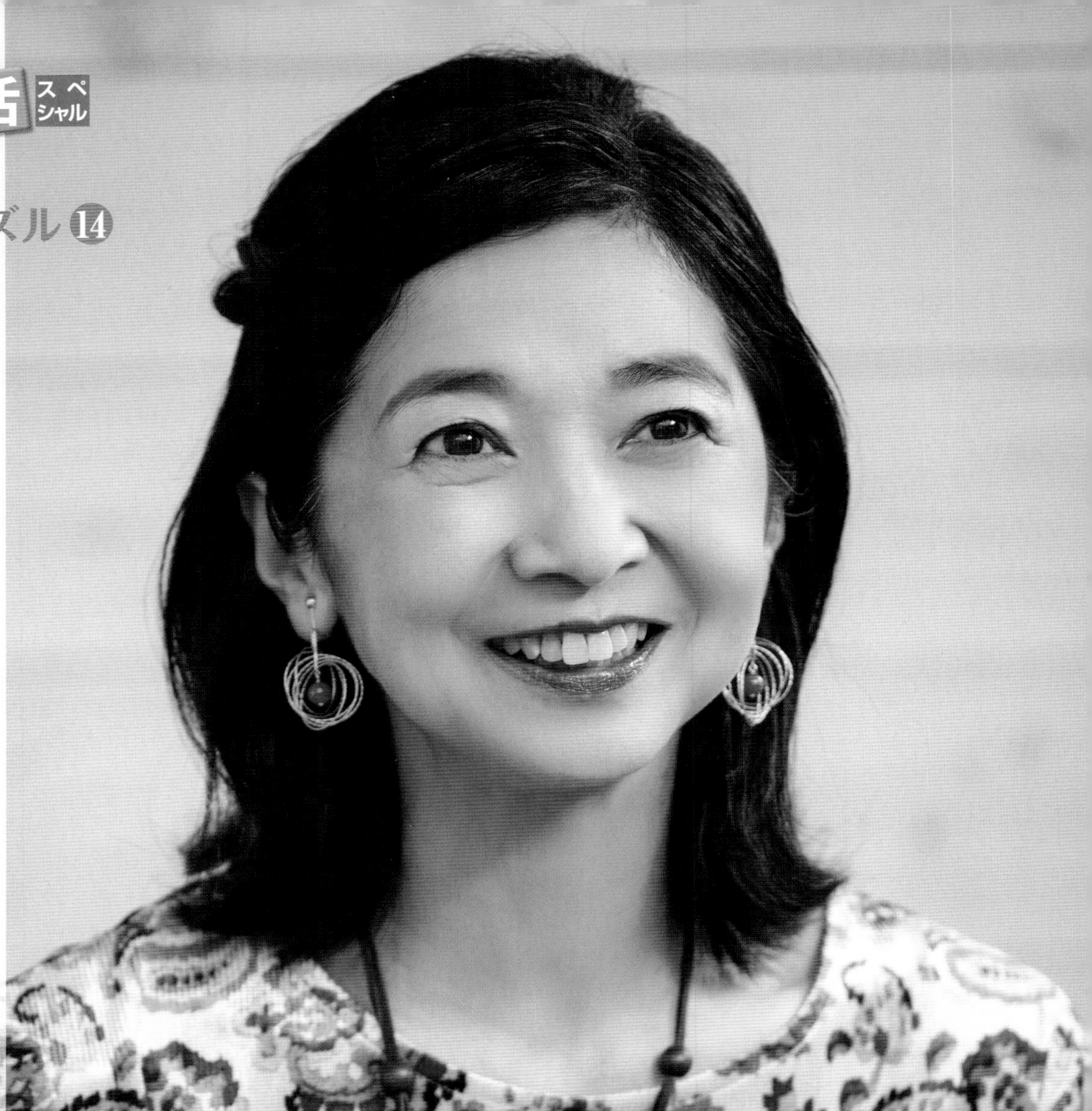

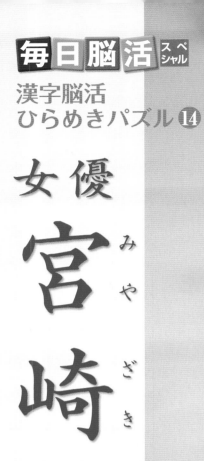

日本人の「お名前」には
歴史とご先祖様の思いが込められています

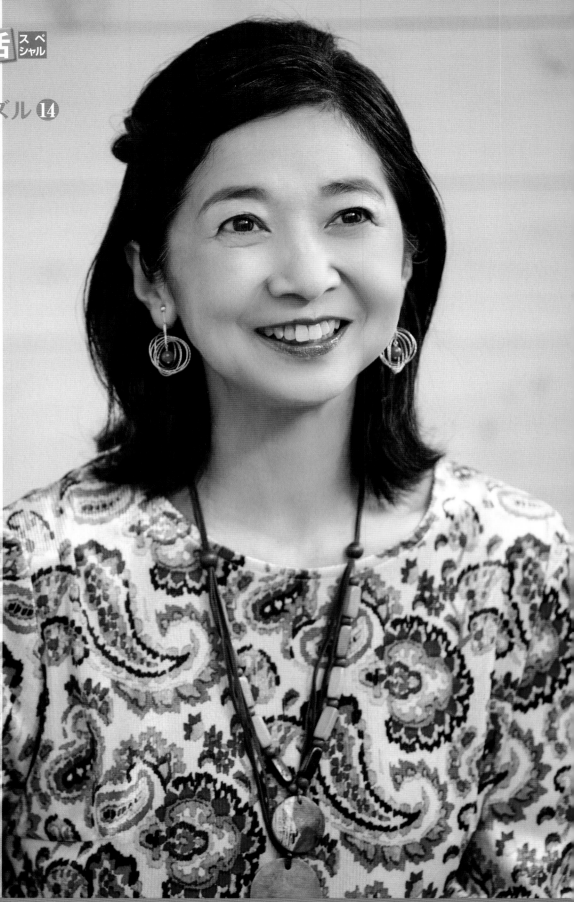

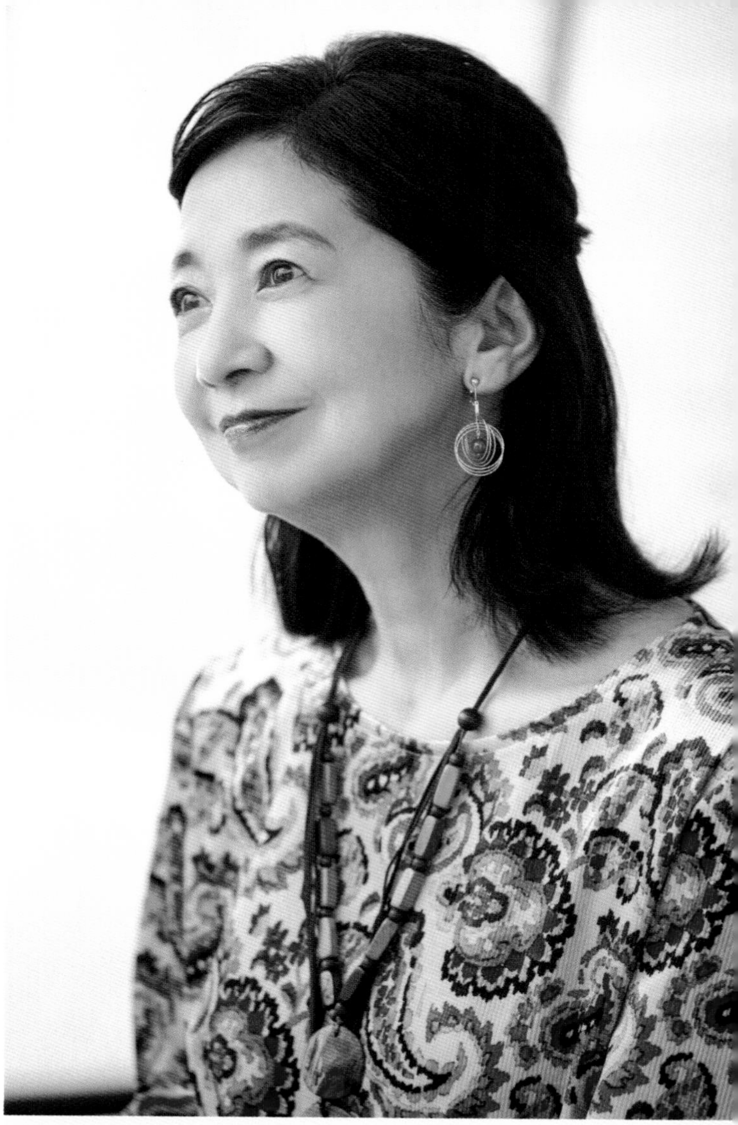

みやざきよしこ
宮崎美子さん　profile

1958年、熊本県生まれ。
1980年に篠山紀信氏の撮影で『週刊朝日』の表紙に掲載。同年10月にはTBSテレビ小説『元気です！』主演で本格的デビュー。
2009年には漢字検定１級を受けて見事に合格。現在では映画やドラマ、バラエティ番組と幅広く活躍している。2020年にデビュー40周年を迎えた。

「宮崎美子」という名前は実は芸名でした

みなさんは、もちろんご存じかと思いますが、私の名前は「宮崎美子（みやざきよしこ）」です。でも、厳密にいうと、実はこの名前は芸名で、本当は「宮崎美子」でなくて「宮﨑美子」なんです。

どちらも同じではないかって？いえいえ、「宮﨑」の「﨑」の字をよく見てください。本名では、「崎」の字の右側のつくりの上部が「大」ではなくて「立」になっています。つまり、「崎」ではなく「﨑」なんです。「崎」の字も「﨑」の字も、どちらも「山や丘などが突き出たところ」という、地形を表す漢字。どちらかが旧字とか略字とかということではなく、異体字（同じ意味だが形が異なっている文字）という関係になります。

芸能界デビューに当たり「崎」にしたのは、特にこの字にこだわりがあったとか、そういうわけではないんですね。でも、「﨑」は常用漢字ではないので、新聞や雑誌、テレビなどでは、どうしても「宮崎」と書かれてしまうんです。

それに、デビュー当時はまだパソコンというものがなく、ワープロの時代だったので、「﨑」が表示できなかったんですよ。そのために、やむなく「宮崎美子」という芸名にした、というわけなんです。

実生活では、本名と芸名をそこまで厳密に使い分けているわけではありません。ただ、契約など、いわゆる法律行為には本名が必要なので、その場合は「﨑」を使っています。印鑑にも「﨑」の字が彫られています。

ところで、「姓名判断」ってあるじゃないですか。名字と名前の画数をもとに運勢を占うもので、日本人に親しまれている伝統的な占いです。

私の場合、「崎」と「﨑」では画数が違ってくるんですよね（崎は11画、﨑は12画）。芸名とはいえ、「宮崎」とも40年以上のつきあいですから、私の場合はどう考えればいいのかなって、ふと思いました。

もっとも、私は占い全般については、「いいことをいわれたら信じる」というスタンスなので、本名と芸名との２つの姓名判断で、いいことが２倍になっているのかな、って前向きに考えています。これも芸名を持つ女優の特権かなー（笑）。

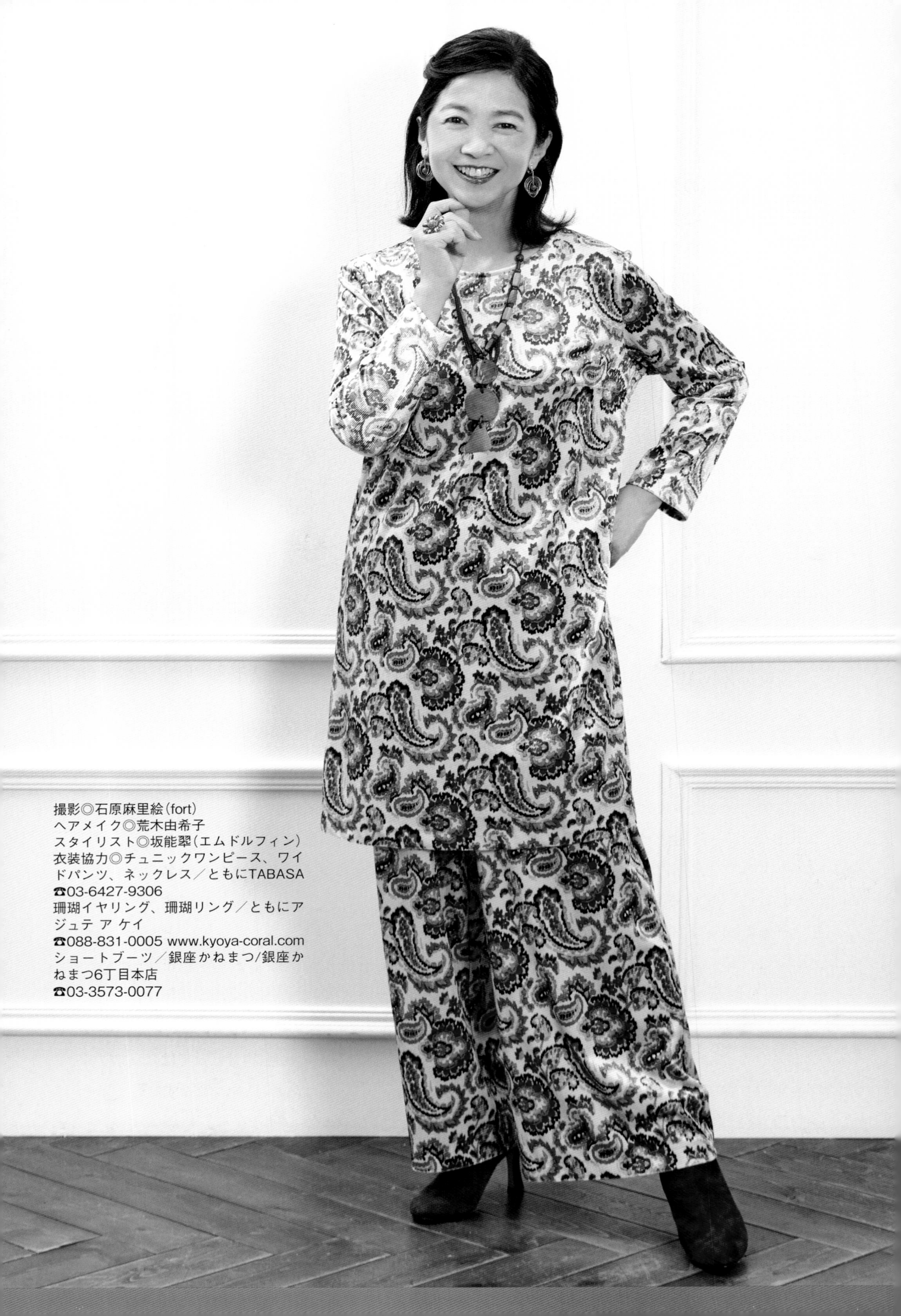

撮影◎石原麻里絵（fort）
ヘアメイク◎荒木由希子
スタイリスト◎坂能翠（エムドルフィン）
衣装協力◎チュニックワンピース、ワイドパンツ、ネックレス／ともにTABASA
☎03-6427-9306
珊瑚イヤリング、珊瑚リング／ともにアジュテ ア ケイ
☎088-831-0005 www.kyoya-coral.com
ショートブーツ／銀座かねまつ/銀座かねまつ6丁目本店
☎03-3573-0077

どんな名字にも歴史とご先祖様の思いがあります

　さて、ここまで私の名字の話をしてきましたが、みなさんは、ご自分の名字について、どのような思いをお持ちでしょうか。

　わが国には、実にさまざまな名字があり、その数は、推定で10万種とも30万種ともいわれています。「難しい漢字を使っている名字なので、初対面の人に正しく読んでもらえない」「平凡な名字なのでつまらない」「有名なタレントさんと同じなので気に入っている」など、自身の名字に対する感想って、人によってさまざまなのではないかと思います。

　実は私、NHK総合テレビで放送されていた『人名探究バラエティー　日本人のおなまえっ！』という番組にレギュラー出演していました。これは、「日本人の名前に潜むさまざまな物語を探るバラエティー番組」（番組HPより）で、誰もが知っているメジャーなものから、存在すら疑われるような珍しいものまで、さまざまな名字や名前の起源や由来を紹介してきました。だから私、名字については、ちょっとくわしいんですよ。

　この番組を通じて、強く印象に残ったことは、どんな名字にも歴史があって、ご先祖様の思いが込められている、ということです。

　例えば、私の名字。「宮」は「神社の近く」という意味。「崎」（﨑）は「山や丘など突き出たところ」。つまり、宮崎（宮﨑）という名字は、ご先祖様が山や丘にある神社の近くに住んでいたということになります。こうした、地形や地名が由来の名字って多いんです。「宮」、つまり神社は、人が集まるところ。そんな場所に住んでいた私のご先祖様は、きっと人とワイワイ過ごすことが大好きだったんだろうな〜なんて、想像しちゃいますね。今でいう「パーティーピープル」かしら（笑）。

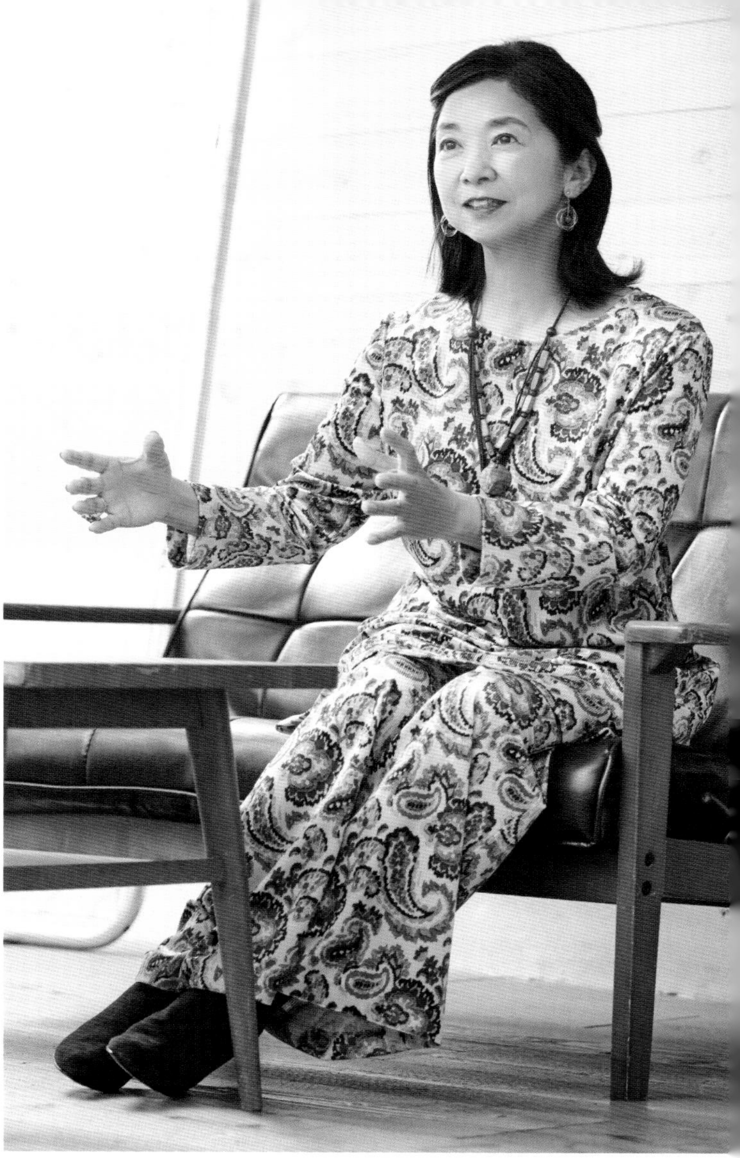

日本人に多い名字でも熊本に行くと……

「日本の名字ランキング」みたいな言葉、聞いたことはありますか？日本人の名字の数を集計して、多い順に並べたものです。いくつか公表されているようですけど、どれも第1位は「佐藤さん」。不動の首位を守っています。

　ただし、こうしたランキングは、あくまで日本全体の統計で、地域によっては全く異なる傾向が見られることも多いのです。

　以前、こんなことがありました。

　ある女優さんの幼少時代からデビューまでのストーリーをテレビドラマ化したことがあって、私もその女優さんのお母さん役で出演しました。

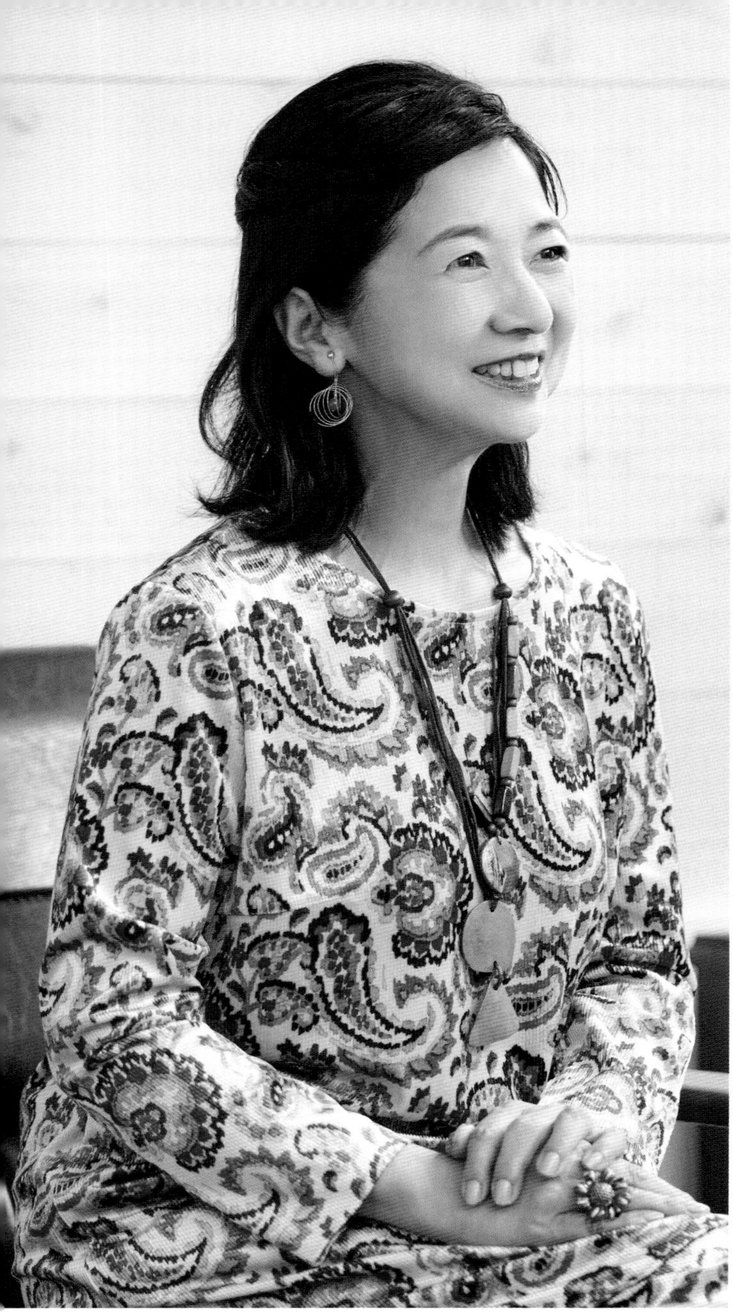

舞台は、私の故郷の熊本県。フィクションドラマということで、本当の出身地（鹿児島県）から変えてあります。熊本県の本屋さんの娘が上京して、東京で頑張るという設定になっていました。

そこで、「平凡な女の子が努力して有名な女優になった」ということを強く印象づけるために、実家の書店の名前も、ごくありふれたものにしようということになったんですよ。こうした方向性のもとで、ドラマにおける書店名が決まったのですが、その名前が

「鈴木書店」

だったんです。

確かに、鈴木さんといえば、日本でも多い名字としてよく知られています。「日本の名字ランキング」のような統計でも、そのほとんどが「第１位：佐藤さん、第２位：鈴木さん」という結果になっているかと思います。

ところが、私の故郷の熊本県では、鈴木さんはとても少ない印象です。私も、熊本に住んでいた時代は鈴木さんという名字の友人はいなかったんじゃないかしら。

そのため、書店の名前を鈴木書店にすると聞いたとき、私、心の中で叫んでしまったんです。

「いやいやいやいや！熊本には鈴木さんという名字は少ないから！熊本の鈴木さんってすごく目立つから！石○さんや後○さんのほうが多いから！」

まあ、制作スタッフは東京の人だし、「鈴木さん＝目立たない名前」という感覚があったんでしょうね。でも熊本出身の私には違和感がすごくあって。ある意味、新鮮な体験でした。

ちなみに、ある調査によれば、鈴木さんの人口は東日本ではほとんどの都道府県でトップ10入りしている一方、西日本では全ての県で10位以下となっていて、熊本県では上位300位にも入っていないとのことです。

決して珍しい名字ではないけれど

自分の名字「宮﨑」（宮崎）って、決して珍しい名字ではありません。でも、あまりほかの人とかぶらない、珍しい名字だったらということを考えたことはないですね。そういう名字を持つ人は、特に女性の場合だと大変なこともあるようです。この名字を絶やしちゃいけない、養子をもらうしかない、みたいな。

でも、ありふれた名字も珍しい名字も、そ

れぞれ１つ１つに一族の歴史とメッセージが込められているんですよね。私も番組でいろいろな名字のルーツを探りに取材に行き、そのことを実感しています。

みなさんも、機会があったら、ご自分の名字の由来や歴史を調べてみてはいかがでしょうか。きっと、今まで以上に、自分の名字に愛着がわくと思いますよ！

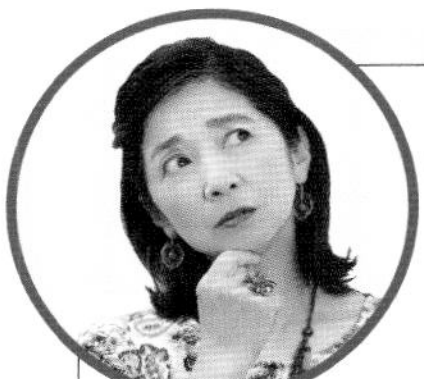

今月のおまけトリビア

全国の難読地名・人名クイズ

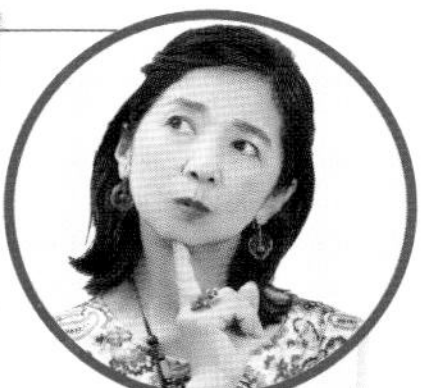

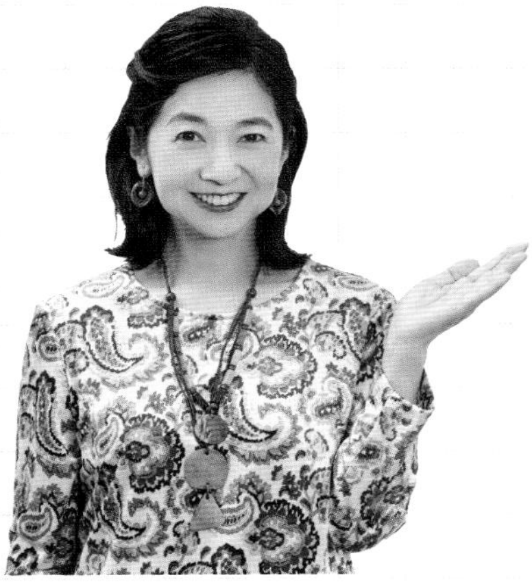

今回の「おまけトリビア」は、インタビューにちなんだ内容にしました。

先日、赤牛（あか牛：熊本で生産される牛肉ブランドの１つ）の産地として有名な、熊本県のとある村を訪れました。その村、実は、ある珍しい名字の人が日本で一番多いことで知られています。この村名と名字が今回の問題です！

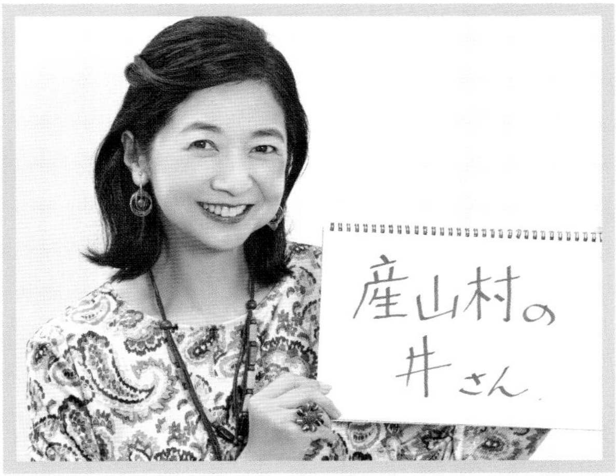

その村名と名字は「産山村の井さん」です。

熊本県の北東部、阿蘇郡にある産山村の人口約1,400人のうち、実に２割に当たる280人余りが「井さん」なんですって。この村名と名字、読み方はわかりますか？

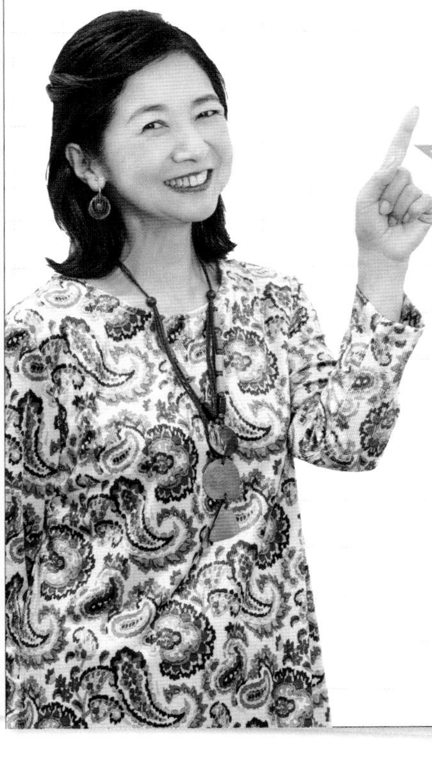

正解は「**うぶやまむらのいさん**」です。「いー」さんと読みたくなりますが「い」さんです。

産山村は信号機もコンビニもない、吉幾三（よしいくぞう）さんの歌のような小さな村ですが、「日本の名水100選」にも選ばれた池山水源など、清く澄んだ湧水で知られる水源がいくつもあり、この地の水を神様が産湯に使ったといういい伝えもあります。「井」姓はそんな湧水の水源に近い地域に多いため、湧水の住人であるという誇りを込めて、自分たちを「井」と呼びならわしてきたのではないかといわれています。

実際に井さんの１人にお話をうかがいました。地味に困るのがパスポートの表記がアルファベットの「I」となることだそうです。どうしても「アイ」さんと読まれてしまうとか。

宮崎美子さんが出題！

漢字教養トリビアクイズ⑭

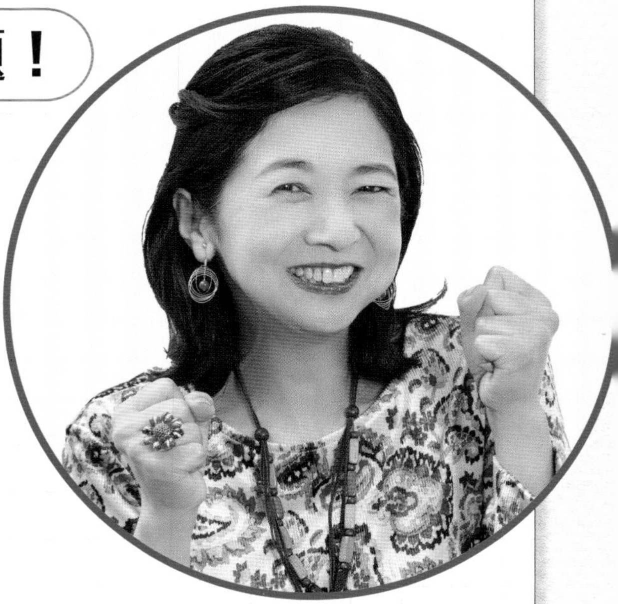

14回めを迎えました。漢字教養トリビアクイズです。

今回の問題には、「真田十勇士」「日本映画」など、世代によっては「懐かしい！」と感じられるものを出題してみました。「真田幸村のことが大好きだったな～」「この映画、地元の映画館で見た！」など、ご自身の思い出と照らし合わせて、楽しんでいただけたらなと思います。

また、「侍言葉クイズ」が２度めの出題です。もちろん、日常の生活でこのような言葉を使う人は多くないでしょうが、何が流行するか予測が難しいのが今の世の中。ひょっとしたら、「御意（ぎょい）！」のように、この中から流行語になるものが出てくるかもしれませんよ。

宮崎美子さんが出題！漢字教養トリビアクイズ⑭ 目次

1 真田十勇士クイズ

「真田十勇士」は、安土桃山時代の武将・真田幸村のために集まったとされる10人の家臣の総称です。その武勇伝は架空のものですが、彼らが縦横無尽に活躍する痛快な物語は、江戸時代から現代に至るまで、多くの人に読み継がれています。

各問は、そんな真田十勇士のメンバーです。ひらがなは漢字に、漢字はひらがなにそれぞれ直してください。

① さるとびさすけ ⇒ □□□□

② きりがくれさいぞう ⇒ □□□□

③ かけいじゅうぞう ⇒ □□□

④ もちづきろくろう ⇒ □□□□

⑤ 根津甚八 ⇒ ［　　　］

⑥ 三好清海入道 ⇒ ［　　　］

⑦ 三好伊佐入道 ⇒ ［　　　］

⑧ 海野六郎 ⇒ ［　　　］

⑨ 穴山小助 ⇒ ［　　　］

⑩ 由利鎌之助 ⇒ ［　　　］

真田十勇士、懐かしいですね～。だいぶ以前に、NHKで人形劇が放送されていたのを覚えています。ちなみに、俳優の根津甚八さんは、真田十勇士の根津甚八から芸名をとって命名されたそうですよ。

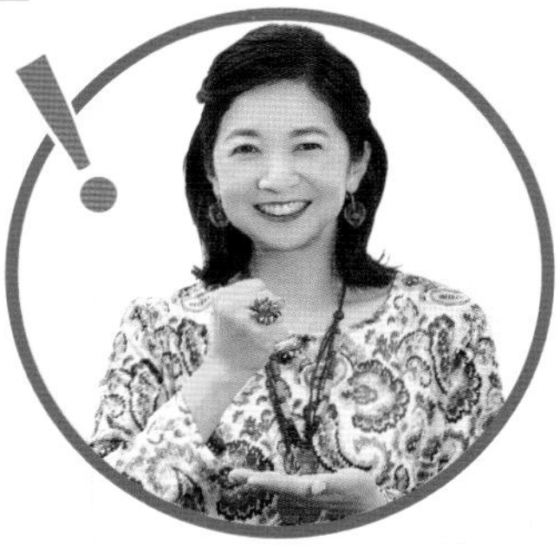

2 漢字１字の日本映画クイズ

日本で作られた映画の中には、題名が漢字１文字の作品がいくつかあります。各問の映画の題名をヒントの中から答えてください。

① 岡本喜八監督・三船敏郎主演。1965年作⇒ □

② 谷崎潤一郎原作・増村保造監督・若尾文子主演。1964年作⇒ □

③ 新藤兼人監督・乙羽信子主演。1963年作⇒ □

④ 藤田敏八監督・秋吉久美子主演。1974年作⇒ □

⑤ 黒澤明監督・仲代達矢主演。1985年作⇒ □

⑥ 成瀬巳喜男監督・上原謙主演。1953年作⇒ □

⑦ 井上靖原作・若杉光夫監督・木村功主演。1954年作⇒ □

⑧ 五所平之助監督・伴淳三郎主演。1958年作⇒ □

ヒント

愛	母	卍	乱
妻	欲	侍	妹

これは難しいかなぁ。私の年代だと問題④がギリギリですね。問題⑤の映画には私も出演しています！

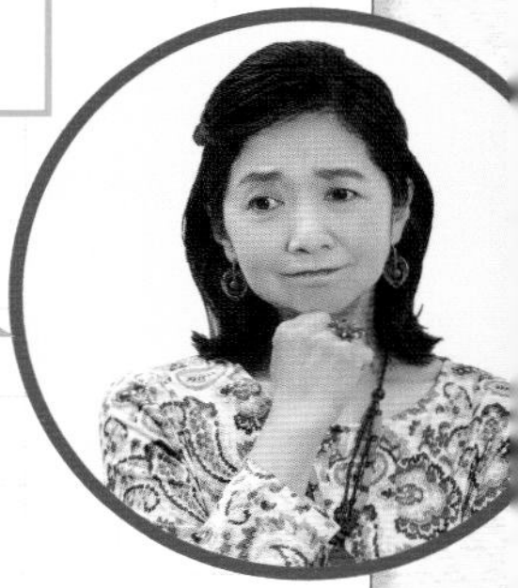

3 木へんの漢字クイズ

木へんの漢字を集めました。木へんにヒントの文字を合わせて、各問のひらがなを漢字で書いてください。

① しい ⇒ □

② ひのき⇒ □

③ かし ⇒ □

④ ひいらぎ⇒ □

⑤ つばき⇒ □

⑥ かつら⇒ □

⑦ けやき⇒ □

⑧ なら ⇒ □

⑨ まさき⇒ □

⑩ きり ⇒ □

⑪ ゆず ⇒ □

⑫ くす ⇒ □

⑬ うめ ⇒ □

⑭ かえで⇒ □

⑮ かば ⇒ □

ヒント

擧	春	正	圭	風	毎	隹	由
同	冬	南	酋	華	堅	會	

4 歌舞伎由来の言葉クイズ

私たちがふだん何気なく使っている言葉には、日本の古典芸能「歌舞伎」に由来するものが少なくありません。各問の説明に当てはまる言葉を漢字で答えてください。

①歌舞伎の激しい争いや戦いの場面。転じて、恋愛関係のもつれによる争い ⇒ □□□（しゅ ら ば）

②歌舞伎で夜の場面を表す背景に使用。転じて、表に出ず他人を操り影響力を行使する人のこと ⇒ □□（くろ まく）

③歌舞伎で小動物や鬼火などを操る小道具。転じて、陰で人を操ったりそそのかしたりすること ⇒ □□（さし がね）

④奇をてらった演出。転じて、ハッタリやごまかしで世間受けを狙うこと ⇒ □□□（け れん み）

⑤歌舞伎の時代物で合戦の状況を報告する役。転じて告げ口のこと ⇒ □□□（ご ちゅう しん）

⑥武士どうしがすれ違ったさい、刀の鞘（さや）が当たり争いになること。転じて、１人の女性をめぐる２人の男性の争い ⇒ □□（さや あて）

⑦１年間に千両の給金をもらう役者。転じて、実力と風格を兼ね備えた優れた人 ⇒ □□□□（せん りょう やく しゃ）

⑧幕間のない長丁場の芝居。転じて、物事が絶え間なく続くこと ⇒ のべつ□（まく）なし

⑨歌舞伎役者が登場と退場のさいに使う、客席から舞台まで伸びている道。転じて、注目や称賛が一身に集まる華やかな場面 ⇒ □□（はな みち）

⑩歌舞伎での長い作品の最終幕。転じて、物事の最終段階 ⇒ □□（おお づめ）

⑪歌舞伎一座の座頭（最高の役者）の子息。転じて、身分や地位の高い人の子供 ⇒ □□□（おん ぞう し）

⑫歌舞伎劇場の新築工事の最後に屋根にある材木の削り屑（こけら）を払い落とすこと。現代では、新築施設の開場式を指す ⇒ □□（こけら お）とし

5 侍言葉クイズ

時代小説や歴史小説、時代劇などには、武士が使っていた「侍言葉」と呼ぶべき日本語が数多く使われています。以下の問題のうち、①～③は赤で書かれたひらがなを漢字に、④～⑤は赤で書かれた漢字をひらがなに書き換えてください。

問題①「さもありなん」の「さも」は、紫式部作『源氏物語』でも使われていて、平安時代の古語が由来なんだそうです。

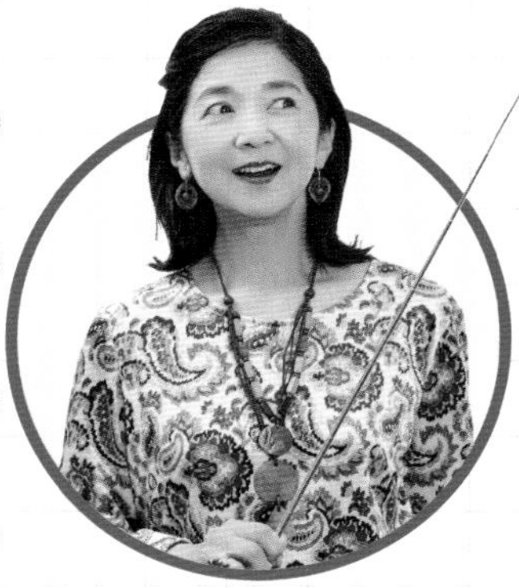

① 左様であったか。さもありなん
（もっともである）
⇒ □もありなん

② うまくいってくれ！なむさん！
（成功を祈る言葉）
⇒ □□□

③ なんともけんのんな話だ。
（危ういこと）
⇒ □□

④ 不義密通は死罪でござる。
（男女の道徳に外れた関係。不倫）
⇒ □

⑤ わが家の家宝をそちに遣わす。
（お与えになる）
⇒ □わす

6 同じ漢字を二度使う四字熟語クイズ

各問の２つの□には、それぞれ同じ漢字が入ります。ヒントから□に入る漢字を選んで四字熟語を15個完成させてください。

① 青□吐□
② □喜□憂
③ 有□無□
④ □謝□激
⑤ □分□厘
⑥ 語□留□
⑦ 残□無□
⑧ □角□面
⑨ □業□得
⑩ □人□色
⑪ □思□愛
⑫ □十□夜
⑬ 民□□義
⑭ 木□細□
⑮ □市□座

ヒント
相　息　八　楽　自　学　念　工
九　主　十　象　四　一　感

7 読み方が複数ある熟語クイズ

複数の読み方を持つ二字熟語を集めました。各問、Aの読み方もBの読み方もできる熟語を書いてください。

① A:ひょうじょう、B:ひょうてい ⇒ □□

② A:こうせい、B:ごしょう ⇒ □□

③ A:りょうごく、B:りょうこく ⇒ □□

④ A:なだい、B:みょうだい ⇒ □□

⑤ A:たいか、B:おおや ⇒ □□

⑥ A:きょうか、B:くげ ⇒ □□

8 よく見ると間違っている熟語クイズ

各問の熟語には、それぞれ１ヵ所の間違いがあります。間違った漢字を正しい漢字に直してください。

① 圧到　誤□ ⇒ 正□

② 異句同音　誤□ ⇒ 正□

③ 一率　誤□ ⇒ 正□

④ 当時者　誤□ ⇒ 正□

⑤ 試行錯後　誤□ ⇒ 正□

⑥ 泰山鳴動　誤□ ⇒ 正□

⑦ 猶余　誤□ ⇒ 正□

⑧ 立往上　誤□ ⇒ 正□

今は、パソコンやスマホの辞書が正しい漢字に変換してくれるので、こうした誤字にもなかなかお目にかからなくなりましたね。

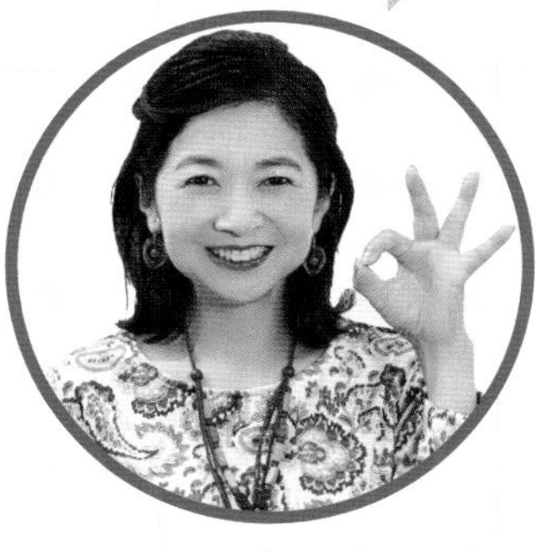

9 二字熟語完成クイズ

二字熟語の漢字を、いくつかの部品に分け、同じ大きさにして並べ替えました。例にあるように、部品を組み合わせて二字熟語を完成させてください。

【例】一＋大＋日＋青＝晴天

① 木＋云＋車＋交＝□□

② 寺＋十＋日＋言＝□□

③ 心＋里＋相＋王＝□□

④ 口＋忍＋矢＋言＝□□

⑤ 糸＋月＋日＋田＝□□

⑥ 口＋丸＋幸＋古＝□□

⑦ 日＋女＋糸＋氏＋吉＝□□

⑧ 木＋火＋火＋目＋言＝□□

10 世界の都市名クイズ

アメリカ＝「亜米利加」、フランス＝「仏蘭西」など、海外の国名は漢字で書かれることがありますが、同じように海外の都市名にも漢字表記があります。各問、都市名が漢字で書かれているので、正しい読み仮名をつけてください。

なんか、そのまま音読みすれば正解になりそうな問題が多いですね（笑）。

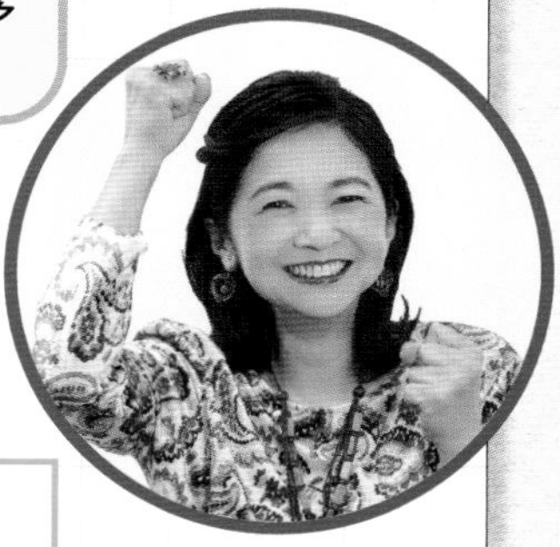

① 馬尼剌（フィリピンの首都） ⇒ □

② 市俄古（アメリカの都市） ⇒ □

③ 密士失比（アメリカの州） ⇒ □

④ 墨爾本（オーストラリアの都市） ⇒ □

⑤ 米蘭（イタリアの都市） ⇒ □

⑥ 満遮士打（イギリスの都市） ⇒ □

⑦ 里斯本（ポルトガルの首都） ⇒ □

⑧ 赫爾辛基（フィンランドの首都） ⇒ □

11 ことわざ漢字クイズ

ヒントの中から□に当てはまる漢字を入れて、①～⑧のことわざを完成させてください。

① 姉女房は身代の□

② □の嫁入り

③ 口は□の元

④ 故郷に□を飾る

⑤ 泥中の□

⑥ 天高く馬□ゆる秋

⑦ □かぬ種は生えぬ

⑧ □にもすがる

問題③の答えの漢字については、私のYouTubeチャンネルでくわしく解説しています。ぜひ検索してみてください。
「よしよし。宮崎美子ちゃんねる」
https://www.youtube.com/@yoshiyoshimiyazaki

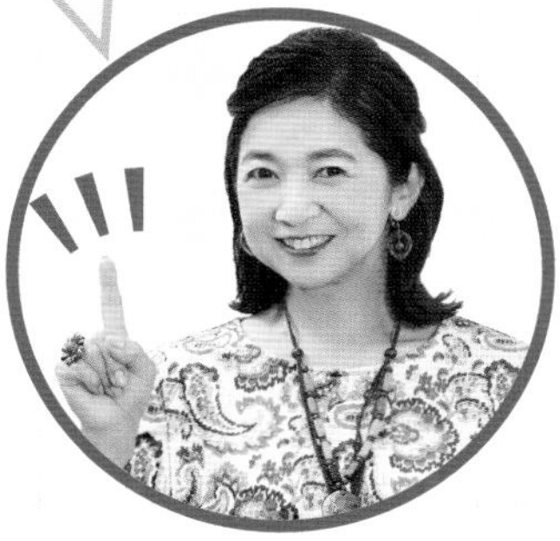

ヒント

禍	薬	蓮	藁
肥	狐	蒔	錦

12 読めるけど書けない漢字クイズ

「なんとなく読めるけど、いざ書くのは難しい」という言葉を集めました。ヒントから漢字を選んで、各問のひらがなを漢字で書いてください。間違えないように正確に書き取りましょう。

① ぎふ ⇒ □□

② くんとう ⇒ □□

③ ごびゅう ⇒ □□

④ すり ⇒ □□

⑤ せんべつ ⇒ □□

⑥ はんちゅう ⇒ □□

⑦ ほら ⇒ □□

⑧ らつわん ⇒ □□

ヒント

掏	疇	薫	阜
螺	陶	岐	誤
法	餞	謬	辣
腕	範	摸	別

漢字教養トリビアクイズ⑭ 解答

1 真田十勇士クイズ

①猿飛佐助、②霧隠才蔵、③筧十蔵、④望月六郎、⑤ねづじんぱち、⑥みよしせいかいにゅうどう、⑦みよしいさにゅうどう、⑧うんのろくろう、⑨あなやまこすけ、⑩ゆりかまのすけ

2 漢字１字の日本映画クイズ

①侍、②卍、③母、④妹、⑤乱、⑥妻、⑦愛、⑧欲

3 木へんの漢字クイズ

①椎、②檜、③樫、④柊、⑤椿、⑥桂、⑦欅、⑧楢、⑨柾、⑩桐、⑪柚、⑫楠、⑬梅、⑭楓、⑮樺

4 歌舞伎由来の言葉クイズ

①修羅場、②黒幕、③差金、④外連味、⑤御注進、⑥鞘当、⑦千両役者、⑧のべつ幕なし、⑨花道、⑩大詰、⑪御曹司、⑫柿落とし

5 侍言葉クイズ

①然もありなん、②南無三、③剣呑、④ふぎみっつう、⑤つかわす

6 同じ漢字を二度使う四字熟語クイズ

①青息吐息、②一喜一憂、③有象無象、④感謝感激、⑤九分九厘、⑥語学留学、⑦残念無念、⑧四角四面、⑨自業自得、⑩十人十色、⑪相思相愛、⑫八十八夜、⑬民主主義、⑭木工細工、⑮楽市楽座

7 読み方が複数ある熟語クイズ

①評定、②後生、③両国、④名代、⑤大家、⑥供花

8 よく見ると間違っている熟語クイズ

①誤到⇒正倒、②誤句⇒正口、③誤率⇒正律、④誤時⇒正事、⑤誤後⇒正誤、⑥誤泰⇒正大、⑦誤余⇒正予、⑧誤上⇒正生

9 二字熟語完成クイズ

①転校、②時計、③理想、④認知、⑤明細、⑥固執、⑦結婚、⑧相談

10 世界の都市名クイズ

①マニラ、②シカゴ、③ミシシッピ、④メルボルン、⑤ミラノ、
⑥マンチェスター、⑦リスボン、⑧ヘルシンキ

11 ことわざ漢字クイズ

①**姉女房は身代の薬（くすり）** 意味：夫より年上の妻は、夫をよく支え、家計のやりくりもうまいので、家庭が円満である

②**狐（きつね）の嫁入り** 意味：日が照っているのに急に小雨が降ること

③**口は禍（わざわい）の元** 意味：不用意な発言は、自分自身に災いを招く結果になることから、言葉は十分に慎むべきである

④**故郷に錦（にしき）を飾る** 意味：故郷を離れていた者が、社会的に成功して華やかに帰郷すること

⑤**泥中の蓮（はす）** 意味：汚れた環境に影響されず、清らかさを保っていること

⑥**天高く馬肥（こ）ゆる秋** 意味：空は澄み渡って晴れ、馬が食欲を増し、肥えてたくましくなる秋

⑦**蒔（ま）かぬ種は生えぬ** 意味：準備や努力を何もせずによい結果が得られるわけがない

⑧**藁（わら）にもすがる** 意味：窮地に陥って、普段は頼らないようなものに頼ること

12 読めるけど書けない漢字クイズ

①岐阜、②薫陶、③誤謬、④掏摸、
⑤餞別、⑥範疇、⑦法螺、⑧辣腕

❹歌舞伎由来の言葉クイズの問題⑫「杮落とし」の「杮（こけら）」ですが、「柿（かき）」と同じ漢字だと思っている人はいませんか？

実はこの２つは異なる漢字なんです。

こけら⇒杮　　かき⇒柿

「かき」は、右のつくりの部分が「市＝なべぶた＋巾」ですけど、「こけら」は、つくりの縦棒が突き抜けて1本になっているんですよね。なかなか見た目ではわからないですよね～。

それでは次回もお楽しみに！

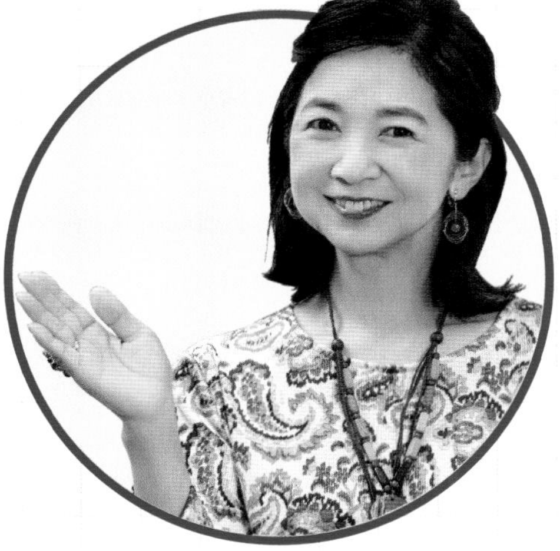

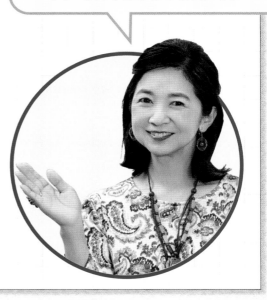

睡眠の質を高めれば
脳の老廃物が排出されて記憶力が高まり認知症のリスクを大幅に減らせます

東北大学教授　川島隆太（かわしまりゅうた）

睡眠は脳を活性化して「脳のゴミ」も排出

厚生労働省の調査によると、日本人の５人に１人が睡眠に問題を抱えていると報告されています。65歳以上では３人に１人が、眠りが浅く途中で何度も目が覚める「中途覚醒（かくせい）」や、早朝に目が覚めてしまう「早朝覚醒」などで、睡眠の質が低下しているといわれています。

睡眠には、心身の疲労を回復させる効果があります。それだけでなく、脳を活性化させるためにも非常に重要な役割を担っているのです。

脳は、就寝中も多くの働きをしています。例えば、大切なことだけを記憶の貯蔵庫に保存するのもその１つ。脳に入ってきた情報をスムーズに処理するために、脳の神経細胞のネットワークを整えるのも、睡眠中の大事な仕事です。

さらに、睡眠は認知症の予防にも一役買っています。認知症は脳内に「アミロイドβ（ベータ）」と呼ばれる異常なたんぱく質が蓄積することが原因の１つと考えられています。アミロイドβは、いわば脳内の「ゴミ」のようなもので、排出しなければいけません。

ゴミの排出システムも実によくできています。脳の神経細胞は1000億個以上あるといわれています。その神経細胞に栄養を供給しているのが、グリア細胞です。グリア細胞の数は神経細胞の10倍以上もあります。神経細胞とグリア細胞の間には間質液という液体が流れ、アミロイドβを排出してくれるのです。

睡眠中は神経細胞とグリア細胞のすき間が約60％も広がり、間質液がより速く流れます。アミロイドβが、よりスムーズに洗い流されるのです。ですから、認知症のリスクを減らすためにも、質・量ともに十分な睡眠をとることがとても大事なのです。

睡眠時間と認知症のリスク

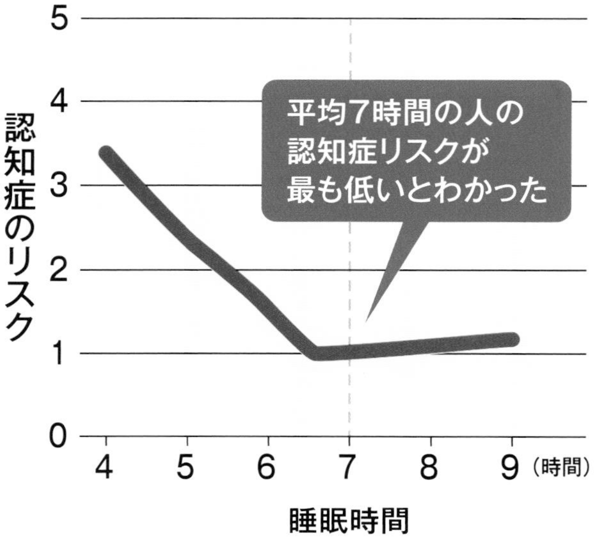

出典：Nature Communications（2021年4月）より

７時間の睡眠が認知症を遠ざける

2021年、学術雑誌『ネイチャー コミュニケーションズ』に興味深い研究が発表されました。

研究チームは、イギリス人約8000人の睡眠時間と認知症発症の関係性について、50歳のときから約25年間にわたって追跡調査を

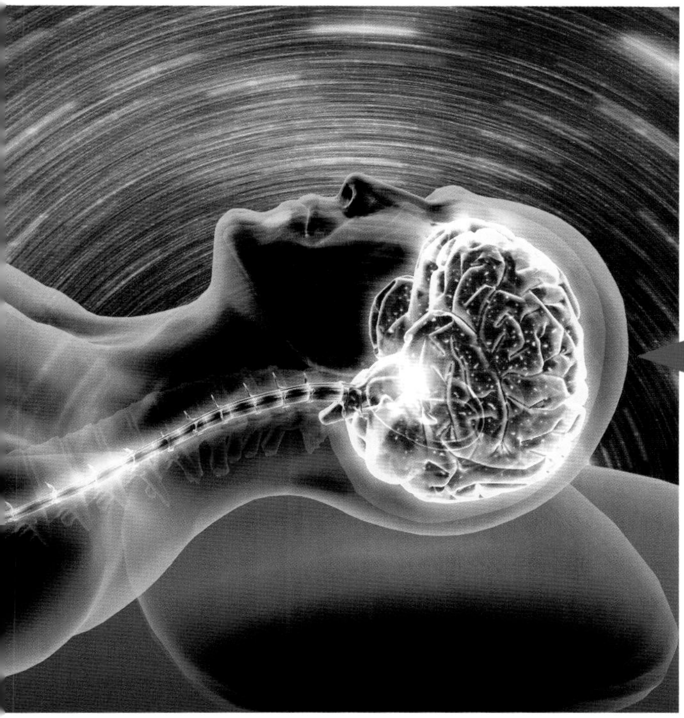

睡眠中の脳の働き

睡眠中の脳では、大切なことだけを記憶の貯蔵庫に保存したり、脳に入ってきた情報をスムーズに処理するために、神経細胞のネットワークを整えたりしている。

さらに、睡眠は認知症を予防する働きも担っている。認知症の原因の１つに「アミロイドβ（ベータ）」と呼ばれる異常なたんぱく質の蓄積がある。アミロイドβは、いわば脳内の「ゴミ」のようなもので、排出する必要がある。睡眠中は脳の神経細胞とグリア細胞のすきまを流れる間質液の流れが活発になり、アミロイドβがスムーズに洗い流される。認知症を防ぐためにも睡眠をしっかり取ることが肝心。

実施。その結果、50～70代の間に１日の睡眠時間が７時間の人の認知症発症リスクが最も低く、６時間以下の人は認知症リスクが高いことがわかりました。睡眠時間が６時間以下の人は、７時間の人と比べて、認知症発症リスクが約30％も高かったと報告しています(左㌻下のグラフ参照)。

とはいえ、必要な睡眠時間には個人差があります。みなさんの中にも、８時間以上眠らないと調子が出ない人もいれば、６時間以下でも元気な人もいるでしょう。

重要なのは、過度に睡眠時間を気にしないこと。時間よりも、睡眠の質を重視することが大切です。朝、すっきり目覚めることができて疲労感もなく、日中に眠けに襲われることなく活動できていれば、睡眠の質に問題はありません。

眠りの質を高めて午前中に脳を働かせる

良質な睡眠を取るためには、日常生活では３つの注意点があります。

１つめは「就寝の３時間前までに食事をとること」。食事をすると胃腸が活発に働くようになり、寝つきが悪くなります。食べ物をしっかり消化させるためには、３時間は必要です。

２つめは「就寝前にストレッチを行うこと」。ストレッチは、リラックスを促す副交感神経を優位にし、心身の緊張をほぐしてくれます。寝つきがよくなり、深い眠りにもつながります。夕方から就寝３時間前までに適度な運動を心がけると、睡眠を促進する効果が高まるといわれています。

３つめは「過度なアルコール摂取を控えること」。適度なアルコールは寝つきをよくしますが、お酒を飲みすぎると眠りが浅くなります。アルコールには利尿作用もあり、中途覚醒や早朝覚醒の原因にもなります。

脳が活発に働くのは午前中です。睡眠の質が高くなれば、脳のコンディションもよくなり、さらに働くようになります。栄養バランスの取れた朝食をしっかりとったうえで、本書の漢字パズルを午前中に実践しましょう。脳が活性化し、認知症の予防にもつながるはずです。

漢字・計算・言葉のドリルの実践で
脳の健康寿命を延ばすことができ記憶力や認知力はぐんぐん高まります

前頭前野の働きは20歳をピークに低下

脳の認知機能をつかさどっているのは、おでこのすぐ後ろにある前頭葉の「前頭前野」と呼ばれている領域です。

認知機能とは、思考や判断、記憶、意欲、計算、想像など、脳の高度な活動のこと。私たちが人間らしく生きていられるのも、前頭前野のおかげといっても過言ではないでしょう。

前頭前野は優秀な働きをしますが、その機能は20歳ごろにピークを迎え、誰でも加齢とともに低下していきます。記憶力や理解力など考える力が落ちていき、物忘れやうっかりミスも増えるようになります。

老化現象の１つとして、中年期以降に物忘れなどが多少増えてくるのは致し方ないこと。とはいえ、いつまでも人間らしく生きていくためには、前頭前野の衰えを防ぎ、活性化させることが重要です。

前頭前野を活性化させることは、認知症予防にもつながります。

認知症とは、さまざまな原因で脳の神経細胞が壊れたり、働きが悪くなったりすることで起こる症状の総称です。多くは物忘れから始まり、症状が進行していくにつれ、理解力や判断力が失われていきます。最終的には日常生活にも支障をきたすようになっていきます。

日本人に最も多いのが、脳の神経細胞が変性し、脳の一部が萎縮していくアルツハイマー型認知症。これが認知症の半数以上を占めています。次いで多いのが、脳梗塞や脳出血などが原因となる脳血管性認知症です。

●トポグラフィ画像（脳血流測定）

安静時　　ドリル実践中

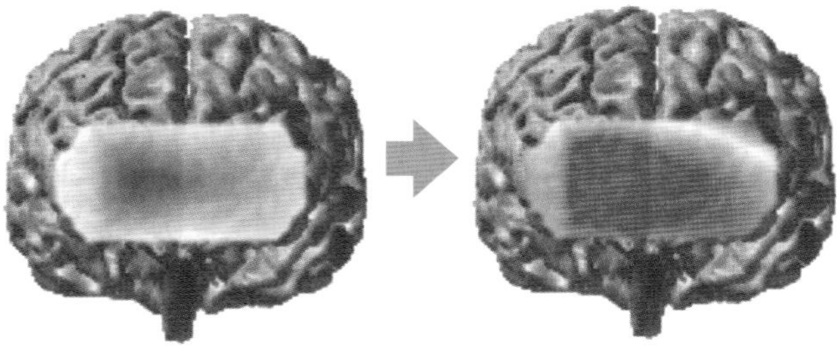

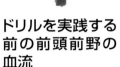

ドリルを実践する前の前頭前野の血流

赤い部分は脳の血流を表している。ドリルの試験中に血流が向上した

認知症が進行すると、１人では日常生活を送ることが難しくなる一方、介護する周囲の負担も相当大きくなります。人に迷惑をかけたくないからと、今、最もなりたくない病気は何かと聞かれて、日本人の死亡原因第１位のがんより、認知症と答える人も少なくありません。

数字や文字の問題が脳を元気にする

認知症を防ぐためにも、脳の健康寿命を延ばすことが重要です。これまでの研究により、数字や文字を使った簡単な問題を解いたり、音読したりすることで、脳の前頭前野が活性化することがわかっています。

前頭前野が元気を取り戻すと、物忘れやうっかりミスも少なくなってきます。また、

● ドリル別の脳活動の変化

出典：「脳血液量を活用した脳トレドリルの評価」より

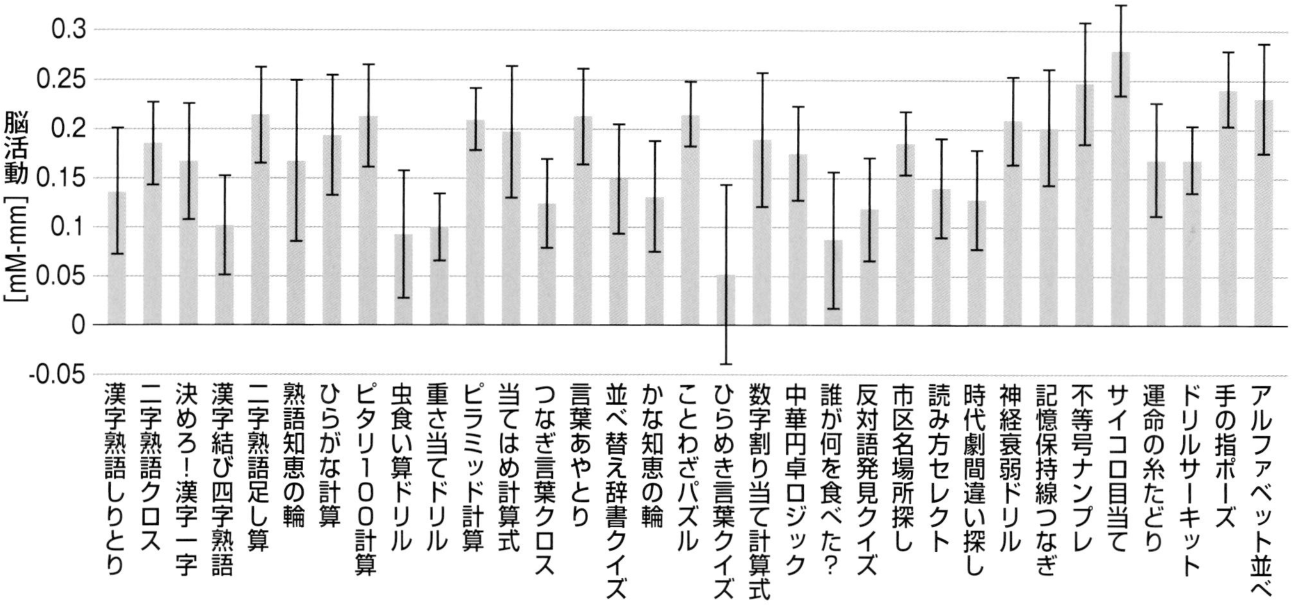

認知症の症状を改善したり、予防したりすることも明らかになってきました。

数字や文字を使ったドリルは前頭前野の活性化に本当に役立つのか、実際に試験を行って検証してみました。

前頭前野の活性具合は、「NIRS（ニルス）」（近赤外分光分析法）という方法で調べることができます。NIRSとは、太陽光にも含まれる光を使って、前頭前野の血流を測定できる安全で精密な機器のことです。

前頭前野の血流が増えていれば、活性化していることを意味します。血流に変化がなかったり、低下したりしていれば、活性化していないことになります。

ドリルの試験は、脳出血や脳梗塞などの既往歴がない40人（60〜70代の男女）を対象に実施しました。

使用したのは「漢字」「計算」「言葉」「論理」「知識」「記憶」「変わり系」の7系統、計33種類のドリル。1人当たり15種類の問題を解いてもらい、その最中にNIRSを用いて脳の血流を測定しました。

その結果、すべての脳ドリルが脳の血流を促進させたことが判明。そのうち27種類は、顕著に血流を増加させる効果が確認されたのです。

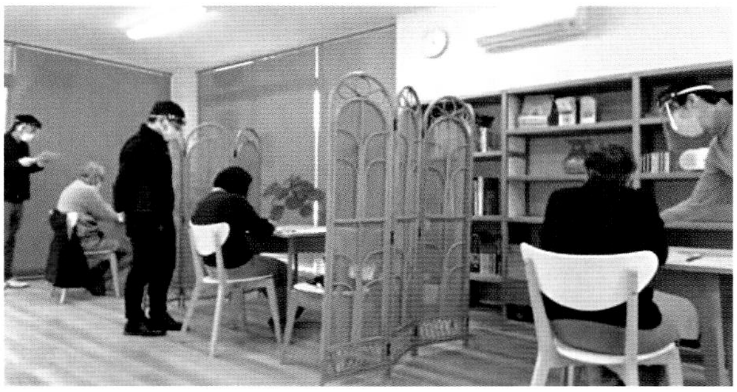

NIRSを使用した本書ドリルの試験のようす

より速く解くことが脳を活性化させるコツ

本書は試験で検証したものと同種の漢字パズルを1ヵ月分収録しています。

実際に取り組むさいに意識してほしいのは、間違えることを気にせず、制限時間内にできるだけ速く解くこと。正確性にこだわり、時間をかけるよりも、より速く解いていくほうが前頭前野の働きが活発になるからです。

30日間、毎日異なる漢字パズルを実践でき、飽きることはありません。毎日取り組むことで認知機能は向上し、脳の健康寿命も延びるはずです。

毎日脳活 スペシャル 漢字脳活ひらめきパズルの効果を高めるポイント

ポイント1 毎日続けることが大切

「継続は力なり」という言葉がありますが、漢字パズルは毎日実践することで、脳が活性化していきます。２～３日に１度など、たまにやる程度では効果は現れません。また、続けていても途中でやめると、せっかく若返った脳がもとに戻ってしまいます。毎日の日課として、習慣化するのが、脳を元気にするコツだと心得てください。

ポイント2 1日2ページ、朝食後の午前中に

１日のうちで脳が最も働くのが午前中です。できるかぎり、午前中に取り組みましょう。一度に多くの漢字ドリルをやる必要はなく、１日２㌻でOK。短い時間で集中して全力を出し切ることで、脳の機能は向上していくのです。また、空腹の状態では、脳はエネルギー不足。朝ご飯をしっかり食べてから行いましょう。

ポイント3 できるかぎり静かな環境で

静かな環境で取り組むことがポイントです。集中しやすく、脳の働きもよくなります。テレビを見ながらや、ラジオや音楽を聴きながらやっても、集中できずに脳を鍛えられないことがわかっています。周囲が騒がしくて気が散る場合は、耳栓を使うといいでしょう。

ポイント4 制限時間を設けるなど目標を決めて取り組む

目標を決めると、やる気が出てきます。本書では、年代別に制限時間を設けていますが、それより少し短いタイムを目標にするのもいいでしょう。解く速度を落とさずに、正解率を高めていくのもおすすめです。１ヵ月間連続して実践するのも、立派な目標です。目標を達成したら、自分にご褒美をあげると、さらに意欲も出てきます。

ポイント5 家族や友人といっしょに実践する

家族や友人といっしょに取り組むのもおすすめです。競争するなどゲーム感覚で実践すると、さらに楽しくなるはずです。何よりも、「脳を鍛える」という同じ目的を持つ仲間と実践することは、とてもやりがいがあります。漢字ドリルの後、お茶でも飲みながらコミュニケーションを取ることも、脳の若返りに役立つはずです。

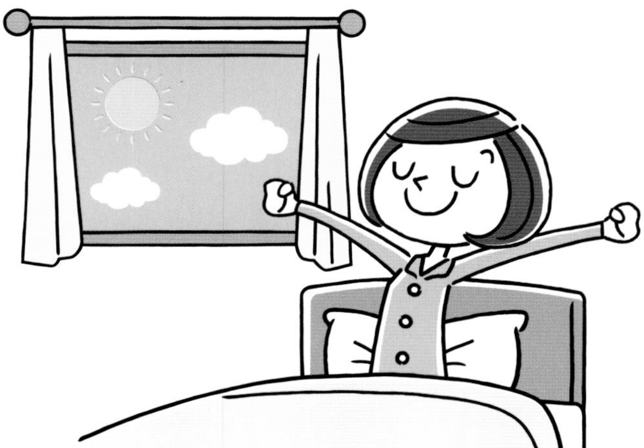

とにかく楽しい厳選問題！

大人気脳トレ「漢字パズル」15

記憶力・認知力アップ

問題を手がかりに一時的に覚える「短期記憶」と子供のころに習った漢字など「思い出す力」を鍛えます。

1・16日目 **ひらがな結び**
6・21日目 **反対語発見クイズ**
9・24日目 **漢字テーマパーク**
12・27日目 **音訓変換漢字**

反対語発見クイズ

	A		B
❶	一瞬 ▶	❶	穏健 ▶
❷	子供 ▶	❷	邪悪 ▶
❸	解放 ▶	❸	点灯 ▶
❹	強固 ▶	❹	立派 ▶
❺	現在 ▶	❺	農地 ▶
❻	公転 ▶	❻	返還 ▶

注意力・集中力アップ

指示どおりの文字を探したり、浮かび上がった図形から文字を読み取ったりするなど、注意力・集中力が磨かれます。

4・19日目 **正しい送り仮名二択**
7・22日目 **うず巻き熟語しりとり**
13・28日目 **迷路で言葉クイズ**

うず巻き熟語しりとり

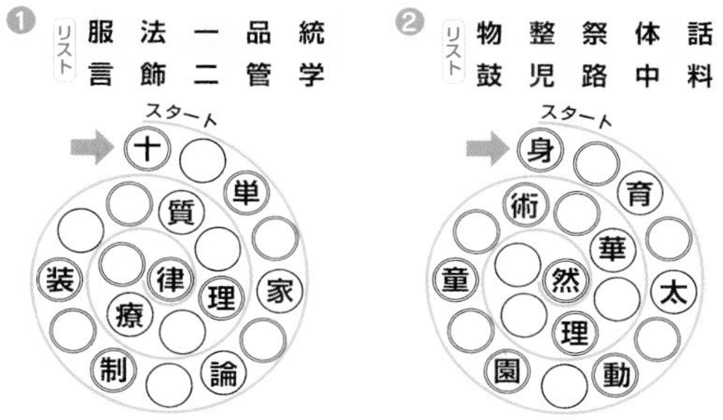

直感力アップ

知識や経験を総動員して、素早く決断を下したり行動に移したりする力が身につきます。

3・18日目 **四字熟語ジグソー**
8・23日目 **漢字結び四字熟語**
11・26日目 **バラバラ三字熟語**
15・30日目 **漢字ジグザグクロス**

バラバラ三字熟語

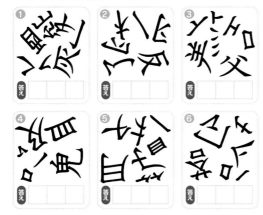

思考力・想起力アップ

論理的に考える問題や推理しながら答えを導く問題で、考える力を磨き、頭の回転力アップが期待できます。

2・17日目 **漢字熟語しりとり**
5・20日目 **二字熟語クロス**
10・25日目 **チラリ四字熟語**
14・29日目 **漢字画数計算パズル**

二字熟語クロス

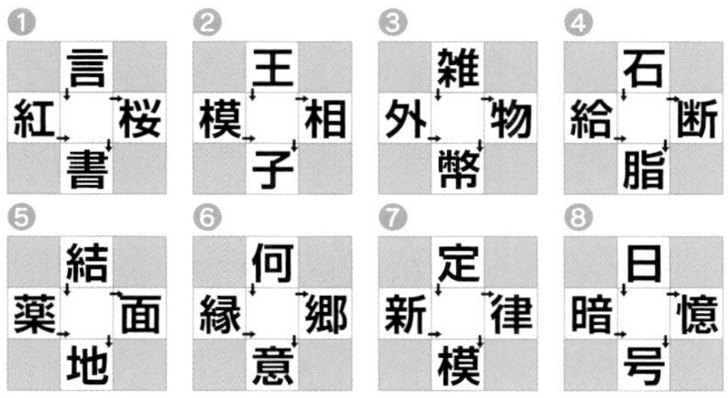

1日目 ひらがな結び

実践日

月　　日

難易度③★★★☆☆

マスの中にあるひらがなだけを拾って並べ替え、ヒントに見合う言葉を作りましょう。解答欄には、漢字でその言葉を書いてください。漢字の文字数はマスの数と一致します。答えが2つの問題もあります。

① ヒント 洗面所

ク	う	ソ	ワ
ジ	ゴ	め	ノ
ぼ	ト	ラ	ユ
ン	ヲ	チ	ん

答え

② ヒント 新選組

ヒ	い	バ	ど
ん	ヤ	こ	サ
ポ	ア	シ	さ
ン	み	う	ナ

答え

③ ヒント 和食

シ	コ	お	ノ
ビ	ど	イ	こ
や	グ	ン	メ
カ	ゾ	ん	シ

答え

④ ヒント 野菜

だ	ム	こ	く
ネ	は	ン	コ
い	ア	い	シ
さ	フ	ヲ	ん

答え

⑤ ヒント 体の部位

ジ	グ	ん	ミ
ミ	ぞ	ニ	は
し	ト	エ	ク
ダ	な	ワ	う

答え

⑥ ヒント 県庁所在地

こ	ゾ	だ	ケ
ゲ	エ	よ	ト
ん	は	ユ	い
ナ	せ	ウ	ま

答え

⑦ ヒント 相撲

カ	く	ヌ	き
り	ド	ゅ	ん
し	ウ	ら	メ
フ	せ	ハ	う
ノ	ヨ	し	ゲ

答え

⑧ ヒント 文房具

ヲ	つ	ウ	マ
ぴ	キ	ぶ	ん
ワ	ノ	ウ	カ
ヤ	え	ヌ	ど
ん	ユ	き	イ

答え

⑨ ヒント 惑星

ハ	う	イ	せ
い	ミ	か	ガ
ヒ	テ	ロ	お
せ	タ	レ	ツ
ギ	か	い	い

答え

解答 ❶綿棒、❷近藤勇、❸親子丼、❹白菜・大根、❺鼻・心臓、❻横浜・仙台、❼力士・千秋楽、❽鉛筆・分度器、❾火星・海王星

脳活ポイント

認知力強化にすごく役立つ！

マスの中からひらがなを見つけて拾い出し、それを並べ替え、漢字に変換して書くという３つの課題をこなすため、認知力の強化にすごく役立つと考えられます。

目標時間

50代まで	60代	70代以上
10分	15分	20分

正答数 ／18問　かかった時間 分

⑩ ヒント 公園

つ	テ	ヤ	う
ル	カ	て	ジ
ガ	タ	ビ	ケ
ウ	ぼ	コ	ト

答え

⑪ ヒント 学校行事

ん	テ	ガ	か
ド	う	イ	ル
オ	ど	シ	マ
い	ハ	う	ズ

答え

⑫ ヒント 童話

ヤ	や	テ	イ
ひ	ク	ゴ	お
キ	ノ	び	カ
ケ	ゆ	ア	め

答え

⑬ ヒント 寝室

エ	と	く	ド
ら	バ	ア	ウ
キ	ふ	セ	ま
オ	コ	ん	ぜ

答え

⑭ ヒント スポーツ

ラ	や	イ	う
す	ぜ	い	テ
オ	ト	き	ム
ゅ	い	メ	え

答え

⑮ ヒント 調味料

ら	エ	さ	ビ
と	ス	テ	あ
ワ	ぶ	シ	ウ
ズ	ン	う	ミ

答え

⑯ ヒント 薬局

た	ヌ	ニ	り
レ	ぐ	エ	バ
フ	ザ	い	め
す	ほ	ケ	グ
タ	マ	オ	う

答え

⑰ ヒント 気象

ふ	か	ト	ゾ
チ	ロ	た	り
な	テ	ロ	ビ
ソ	い	み	モ
ノ	ヨ	メ	う

答え

⑱ ヒント 文房具

メ	え	う	ょ
う	ツ	ム	ブ
レ	ゅ	じ	せ
し	ワ	い	マ
ボ	ぎ	テ	き

答え

解答 ⑩鉄棒、⑪運動会、⑫親指姫、⑬枕・布団、⑭野球・水泳、⑮油・砂糖、⑯目薬・包帯、⑰雷・台風、⑱定規・修正液

2日目 漢字熟語しりとり

実践日
月　日

難易度④★★★★☆

７つの漢字を使い、二字熟語をしりとりで作ります。できた二字熟語の右側の漢字が、次の二字熟語の左側の漢字になります。答えの最初と最後の漢字は１度しか使いません。うまくつながるように埋めてください。

❶ 参 光 降 山 観 肌 沢

降□ ▶ □□ ▶ □□ ▶
□□ ▶ □□ ▶ □□

❷ 当 復 配 修 活 必 気

必□ ▶ □□ ▶ □□ ▶
□□ ▶ □□ ▶ □□

❸ 中 愛 途 親 車 用 両

車□ ▶ □□ ▶ □□ ▶
□□ ▶ □□ ▶ □□

❹ 治 産 全 安 界 完 業

完□ ▶ □□ ▶ □□ ▶
□□ ▶ □□ ▶ □□

❺ 悪 謝 天 正 罪 寒 月

□□ ▶ □□ ▶ 謝□ ▶
□□ ▶ □□ ▶ □□

❻ 都 宿 首 運 合 命 丸

□□ ▶ □□ ▶ 都□ ▶
□□ ▶ □□ ▶ □□

❼ 機 事 先 感 行 実 動

□□ ▶ □□ ▶ 事□ ▶
□□ ▶ □□ ▶ □□

❽ 謀 信 反 務 発 任 陰

□□ ▶ □□ ▶ 反□ ▶
□□ ▶ □□ ▶ □□

解答
❶降参→参観→観光→光沢→沢山→山肌、❷必修→修復→復活→活気→気配→配当、
❸車両→両親→親愛→愛用→用途→途中、❹完全→全治→治安→安産→産業→業界、
❺正月→月謝→謝罪→罪悪→悪寒→寒天、❻丸首→首都→都合→合宿→宿命→命運、
❼先行→行事→事実→実感→感動→動機、❽陰謀→謀反→反発→発信→信任→任務

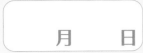

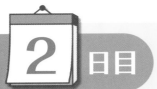

脳活ポイント

言語中枢を一段と磨く！

熟語をしりとりのようにつなげて並べることで、言語中枢である側頭葉を活性化させる効果が期待できます。また、想起力と洞察力、情報処理力も大いに鍛えられます。

目標時間

50代まで	60代	70代以上
30分	45分	60分

正答数 ／16問　かかった時間 分

⑨ 実気析士果分力

果		▶			▶			▶
		▶			▶			

⑩ 途雄用見英所姿

英		▶			▶			▶
		▶			▶			

⑪ 曲激名湾刺励芸

湾		▶			▶			▶
		▶			▶			

⑫ 熱理発血開管展

展		▶			▶			▶
		▶			▶			

⑬ 学引化習変率字

		▶			▶	学		▶
		▶			▶			

⑭ 茎虫長達歯芋成

		▶			▶	長		▶
		▶			▶			

⑮ 源言審断語判片

		▶			▶	断		▶
		▶			▶			

⑯ 目先上麦流生出

		▶			▶	流		▶
		▶			▶			

解答
⑨果実→実力→力士→士気→気分→分析、⑩英雄→雄姿→姿見→見所→所用→用途、
⑪湾曲→曲芸→芸名→名刺→刺激→激励、⑫展開→開発→発熱→熱血→血管→管理、
⑬変化→化学→学習→習字→字引→引率、⑭達成→成長→長芋→芋虫→虫歯→歯茎、
⑮審判→判断→断片→片言→言語→語源、⑯目上→上流→流出→出先→先生→生麦

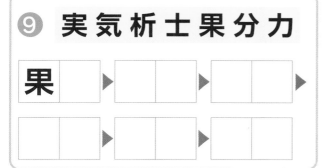

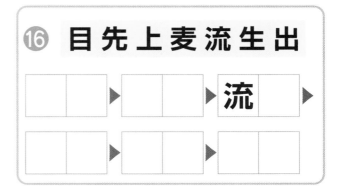

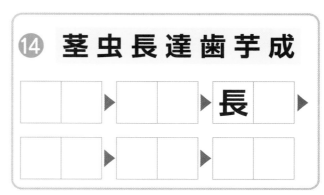

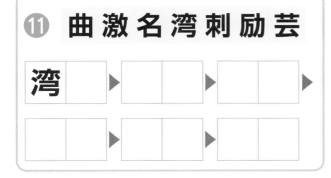

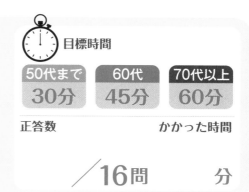

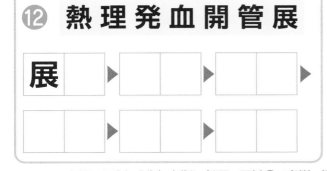

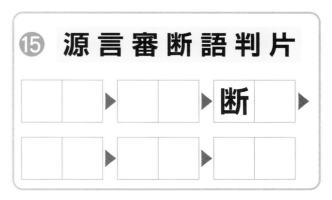

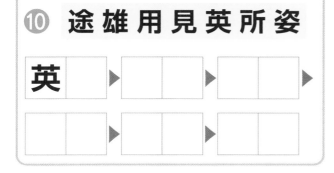

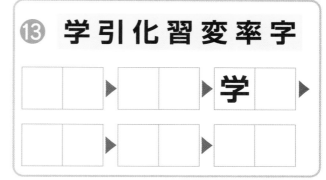

3日目 四字熟語ジグソー

実践日

月　　日

難易度③★★★☆☆

各問には、四字熟語を構成する４つの漢字がそれぞれ４分割された形で提示されています。頭の中で漢字を並べ換えて復元し、書いてある四字熟語を解答欄に書いてください。

❶

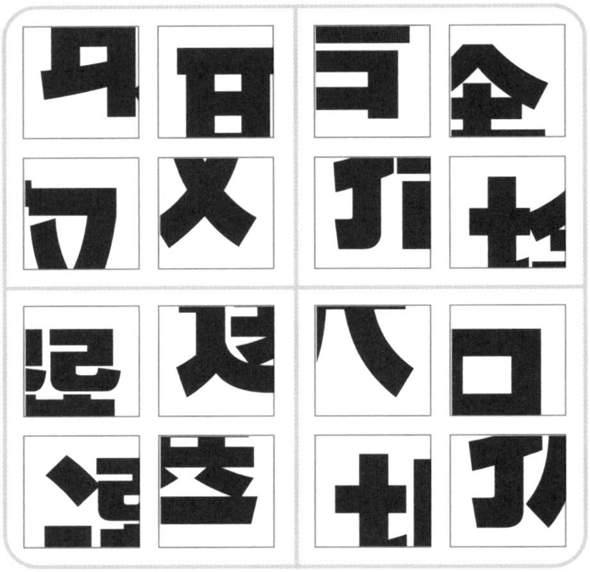

答え

❷

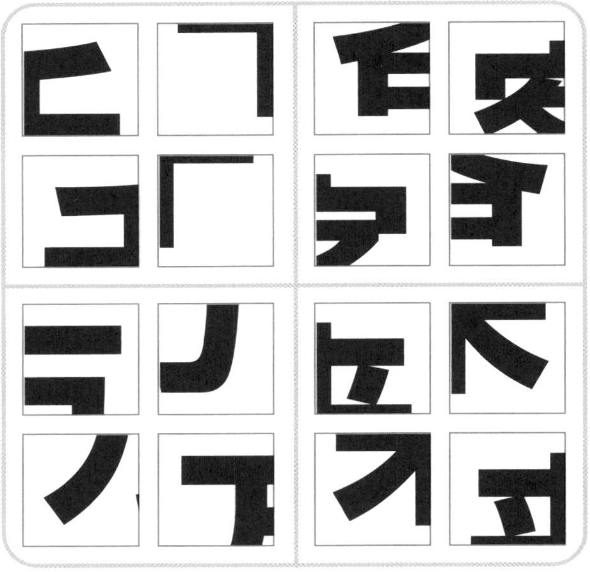

答え

❸

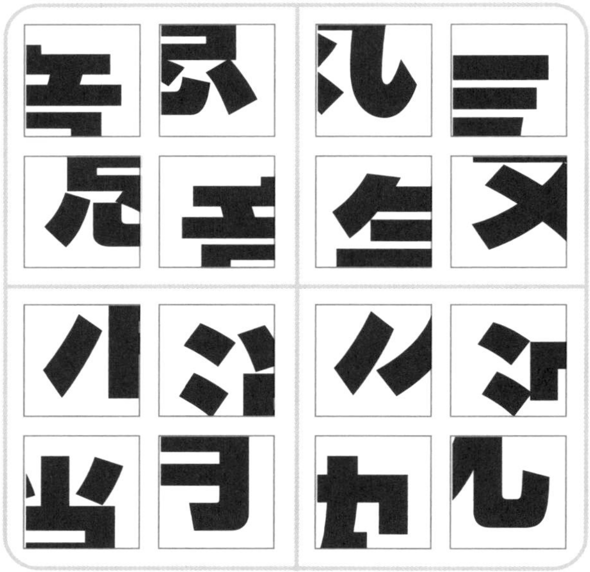

答え

❹

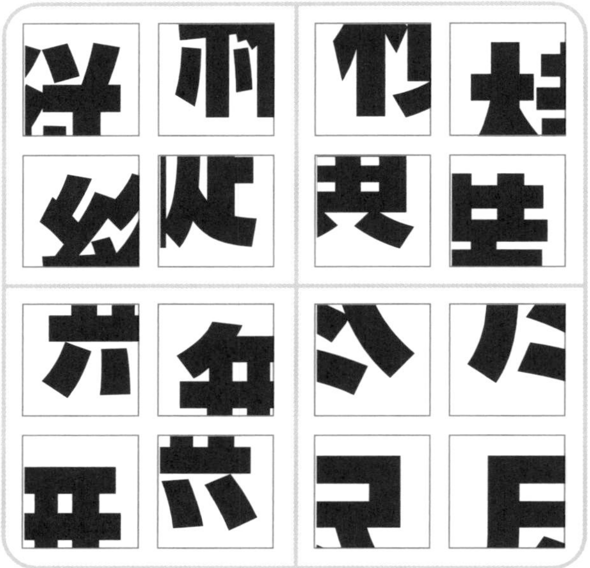

答え

解答 ❶取捨選択、❷千客万来、❸意気消沈、❹縦横無尽

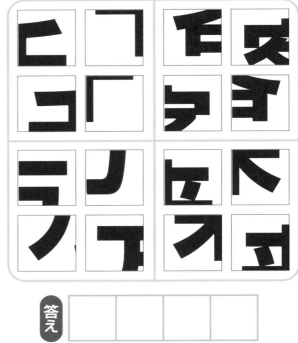

脳活ポイント

直感力も漢字力も身につく

４分割された漢字の完成図を頭の中でイメージすることで、直感力や想像力が鍛えられます。さらに、四字熟語を作成するさいに漢字力や想起力も養われることが期待できます。

目標時間

50代まで	60代	70代以上
10分	20分	30分

正答数　　／8問

かかった時間　　分

⑤

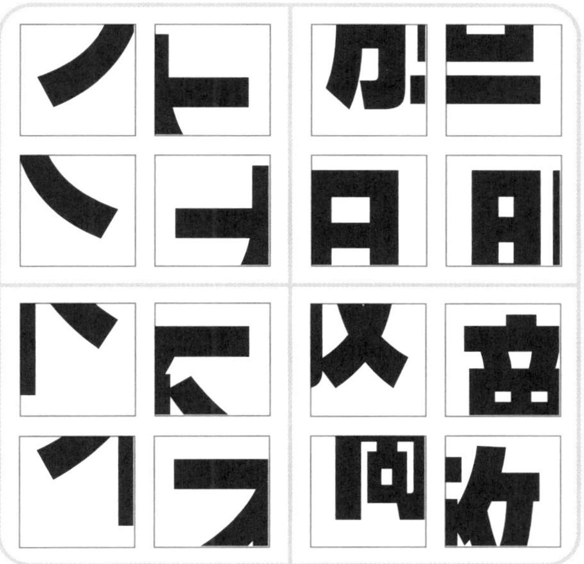

答え

⑥

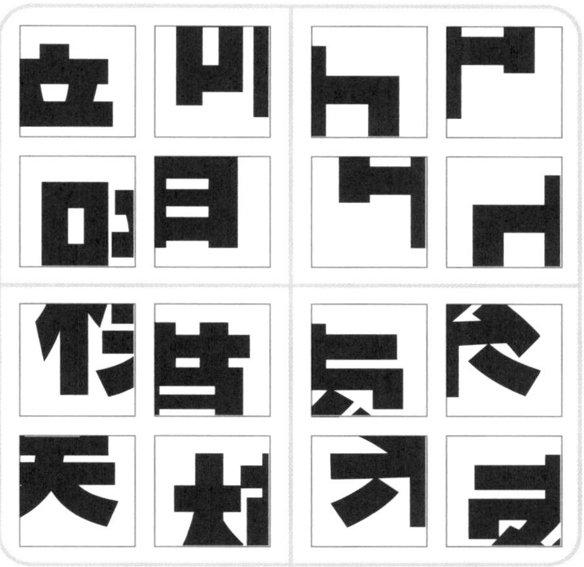

答え

⑦

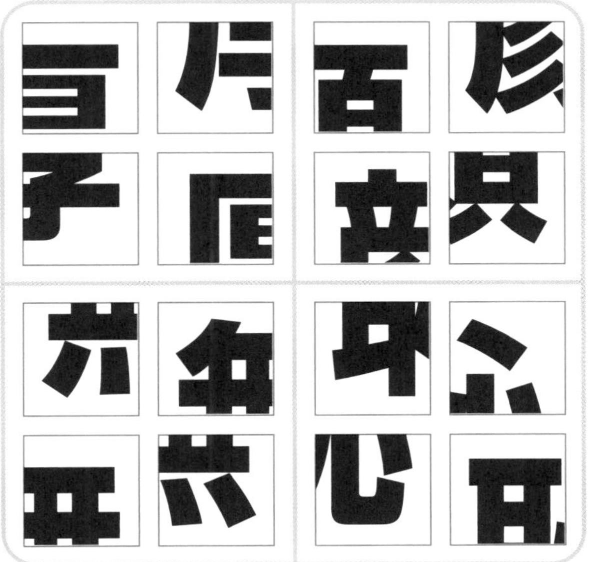

答え

⑧

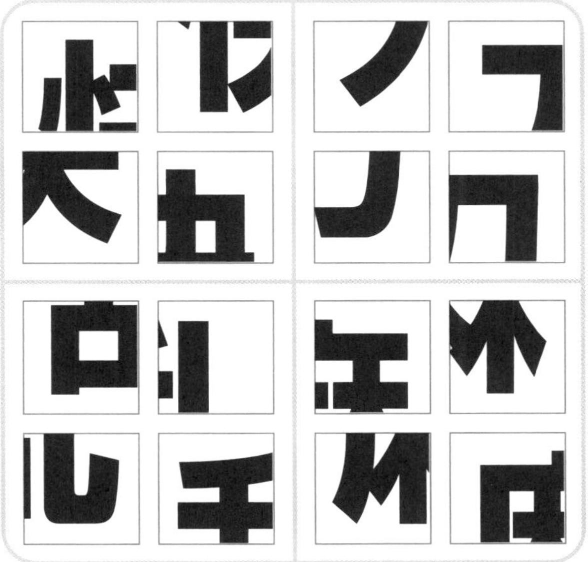

答え

解答 ⑤大胆不敵、⑥暗中模索、⑦厚顔無恥、⑧快刀乱麻

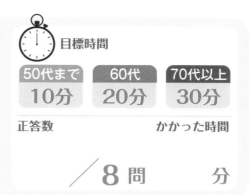

4日目 正しい送り仮名二択

実践日

月　日

難易度③★★★☆☆

各問、下線が引いてある部分のひらがなを漢字に直したとき、①か②のどちらかになります。送り仮名が正しくなっているほうを選び、解答欄に①か②で記入してください。

❶ いきおいがある
①勢きおい
②勢い
答え □

❷ その件をうけたまわる
①承る
②承まわる
答え □

❸ なさけない姿
①情ない
②情けない
答え □

❹ 家にまねく
①招く
②招ねく
答え □

❺ 意見をのべる
①述る
②述べる
答え □

❻ 学業をおさめる
①修る
②修める
答え □

❼ 賞をさずかる
①授かる
②授る
答え □

❽ ミスをあやまる
①謝まる
②謝る
答え □

❾ 実力をしめす
①示す
②示めす
答え □

❿ 野球選手をこころざす
①志ざす
②志す
答え □

⓫ 彼をささえる
①支る
②支える
答え □

⓬ わざわいのもと
①災わい
②災い
答え □

⓭ ふたたびの来訪
①再たび
②再び
答え □

⓮ 色がまざる
①混ざる
②混る
答え □

解答 ❶②、❷①、❸②、❹①、❺②、❻②、❼①、❽②、❾①、❿②、⓫②、⓬②、⓭②、⓮①

脳活ポイント

日ごろから注意力が喚起される

日常生活でよく見かけたり、使ったりしている漢字の送り仮名を、正確に覚えているかが試されます。何回も問題を解いているうちに、注意力が喚起され、大切なことの見落としがなくなるでしょう。

目標時間

50代まで	60代	70代以上
15分	20分	25分

正答数 ／28問　かかった時間 分

⑮ 隅に**よせる**
① 寄る
② 寄せる
答え □

⑯ 答えを**たしかめる**
① 確かめる
② 確る
答え □

⑰ 仕事に**なれる**
① 慣る
② 慣れる
答え □

⑱ **こころよい**リズム
① 快い
② 快よい
答え □

⑲ 時が**すぎる**
① 過ぎる
② 過る
答え □

⑳ 問題が**とけた**
① 解た
② 解けた
答え □

㉑ 期待に**こたえる**
① 応える
② 応る
答え □

㉒ **やさしい**書物
① 易い
② 易しい
答え □

㉓ 酒屋を**いとなむ**
① 営む
② 営なむ
答え □

㉔ 机を**うつす**
① 移つす
② 移す
答え □

㉕ 名前を**つらねる**
① 連る
② 連ねる
答え □

㉖ 年**おいる**
① 老いる
② 老る
答え □

㉗ 動物に**たとえる**
① 例る
② 例える
答え □

㉘ **つめたい**水
① 冷い
② 冷たい
答え □

解答　⑮②、⑯①、⑰②、⑱①、⑲①、⑳②、㉑①、㉒②、㉓①、㉔②、㉕②、㉖①、㉗②、㉘②

5日目 二字熟語クロス

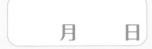

実践日

月　日

難易度4 ★★★★☆

下のリストから、上下左右にある漢字と組み合わせて二字熟語を４つ作れる漢字を選び、中央のマスに記入します。ページごとに16問すべて解いたら、リストに残った４字の漢字から四字熟語を作ってください。

問	上	左	右	下
①	言	紅	桜	書
②	王	模	相	子
③	雑	外	物	幣
④	石	給	断	脂
⑤	結	薬	面	地
⑥	何	縁	郷	意
⑦	定	新	律	模
⑧	日	暗	憶	号
⑨	対	略	賛	号
⑩	寝	温	下	屋
⑪	骨	品	子	好
⑫	県	心	遇	内
⑬	突	欠	月	実
⑭	象	特	候	収
⑮	魂	落	石	力
⑯	極	道	午	末

①～⑯のリスト

称　徴　内　油　故　家　規
局　全　端　記　葉　床　貨
境　胆　様　安　格　如

⑰ 四字熟語の答え

答え □□□□

解答 ①葉、②様、③貨、④油、⑤局、⑥故、⑦規、⑧記、⑨称、⑩床、⑪格、⑫境、⑬如、⑭徴、⑮胆、⑯端、⑰＜四字熟語の答え＞家内安全

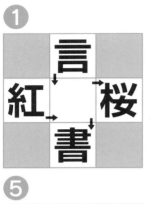

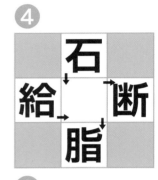

脳活ポイント

思考力と想起力を磨く！

４つの二字熟語に共通する漢字を探すのに必要な思考力や想像力・洞察力や、漢字を思い出す想起力が養われると考えられます。また、漢字力や語彙力を向上させる効果も期待できるでしょう。

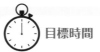

目標時間

50代まで	60代	70代以上
25分	35分	45分

正答数　　／34問

かかった時間　　分

⑱

	奇	
微		薬
	齢	

⑲

	感	
記		柄
	菓	

⑳

	点	
破		菌
	多	

㉑

	投	
金		膜
	羅	

㉒

	電	
教		球
	越	

㉓

	保	
故		子
	害	

㉔

	優	
先		算
	手	

㉕

	実	
検		券
	拠	

㉖

	供	
日		付
	油	

㉗

	利	
湿		滑
	沢	

㉘

	塩	
中		抱
	酸	

㉙

	抵	
感		発
	診	

㉚

	円	
初		地
	頭	

㉛

	三	
飛		色
	本	

㉜

	脈	
心		手
	車	

㉝

	帳	
目		餅
	尾	

⑱〜㉝のリスト

陣　意　潤　証　妙　拍　到
辛　障　網　脚　勝　尻　用
触　滅　銘　周　卓　給

㉞ 四字熟語の答え

答え

解答　⑱妙、⑲銘、⑳滅、㉑網、㉒卓、㉓障、㉔勝、㉕証、㉖給、㉗潤、㉘辛、㉙触、㉚陣、㉛脚、㉜拍、㉝尻、㉞〈四字熟語の答え〉用意周到

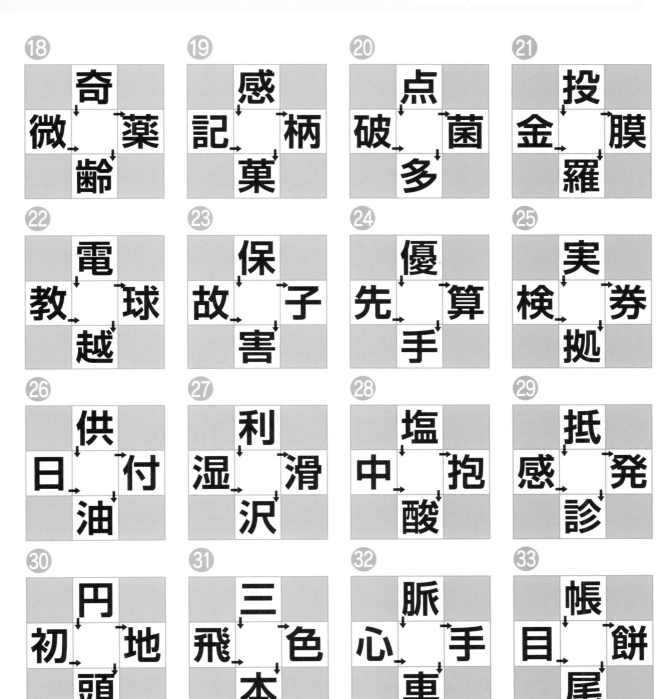

6 日目 反対語発見クイズ

実践日

月　日

難易度 4 ★★★★☆

①～⑧に示した二字熟語の反対語をページ下のリストの漢字をすべて使って、右の解答欄に書いてください。なお、問題は8問ごとにAブロックからDブロックまで分かれています。

A

	問題		解答
①	一瞬	▶	
②	子供	▶	
③	解放	▶	
④	強固	▶	
⑤	現在	▶	
⑥	公転	▶	
⑦	弟子	▶	
⑧	形式	▶	

Aのリスト

転　弱　永　拘　軟　匠
遠　人　去　師　容　自
大　束　過　内

B

	問題		解答
①	穏健	▶	
②	邪悪	▶	
③	点灯	▶	
④	立派	▶	
⑤	農地	▶	
⑥	返還	▶	
⑦	富裕	▶	
⑧	録画	▶	

Bのリスト

消　過　貧　末　宅　収
況　激　没　良　地　実
灯　善　粗　困

解答　A ①永遠、②大人、③拘束、④軟弱、⑤過去、⑥自転、⑦師匠、⑧内容
B ①過激、②善良、③消灯、④粗末、⑤宅地、⑥没収、⑦貧困、⑧実況

脳活ポイント

記憶力がよく鍛えられアレソレが解消

記憶している膨大な言葉のストックから反対語を探しだす作業で、記憶力がよく鍛えられます。探すときに言葉の意味を確認するので、認知力にも磨きがかかり、続ければ「アレソレ」がなくなります。

目標時間

50代まで	60代	70代以上
20分	30分	40分

正答数　／32問　　かかった時間　分

C

① 過剰 ▶ □□

② 原告 ▶ □□

③ 現象 ▶ □□

④ 差別 ▶ □□

⑤ 秩序 ▶ □□

⑥ 主役 ▶ □□

⑦ 白昼 ▶ □□

⑧ 他人 ▶ □□

Cのリスト

被　夜　不　本　脇　乱
分　告　役　足　自　混
深　平　体　公

D

① 向上 ▶ □□

② 疑念 ▶ □□

③ 借用 ▶ □□

④ 続行 ▶ □□

⑤ 部下 ▶ □□

⑥ 消滅 ▶ □□

⑦ 好意 ▶ □□

⑧ 日陰 ▶ □□

Dのリスト

低　返　日　止　上　中
下　反　向　感　発　信
生　司　確　済

解答
C ①不足、②被告、③本体、④公平、⑤混乱、⑥脇役、⑦深夜、⑧自分
D ①低下、②確信、③返済、④中止、⑤上司、⑥発生、⑦反感、⑧日向

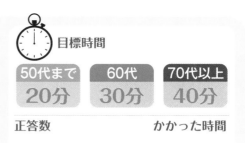

7日目 うず巻き熟語しりとり

実践日

月　日

難易度⑤★★★★★

うず巻き状に並んだ○の中に、前後が同じ漢字の二字熟語、三字熟語、四字熟語がしりとりのように並びます。リストから漢字を選び、空欄の丸を埋めてください。◎は熟語の最初と最後の漢字が入る部分です。

❶ リスト 服 法 一 品 統 言 飾 二 管 学

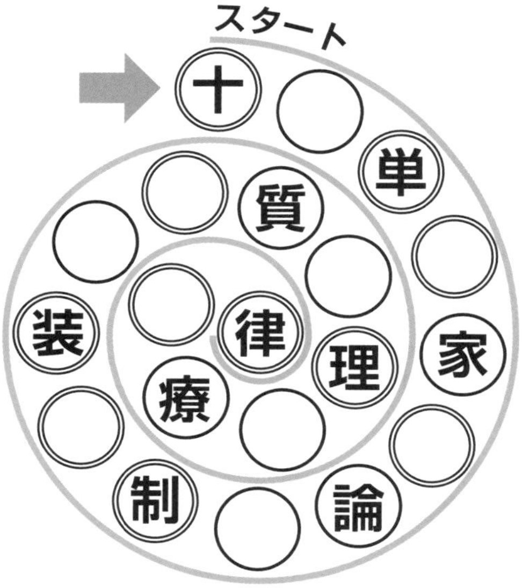

❷ リスト 物 整 祭 体 話 鼓 児 路 中 料

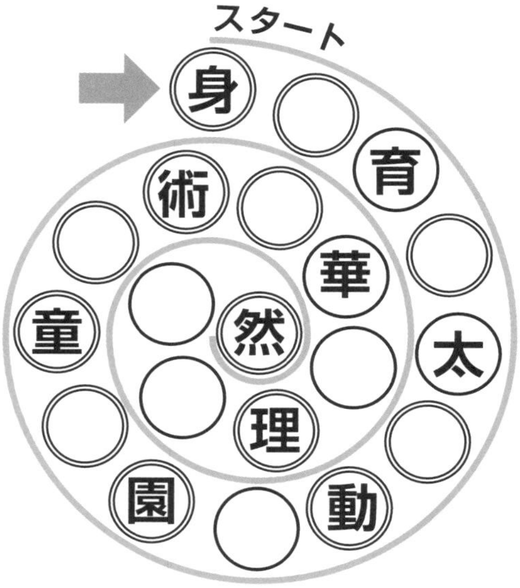

❸ リスト 面 科 制 坊 戦 途 家 量 的 白 端 風 日 笑

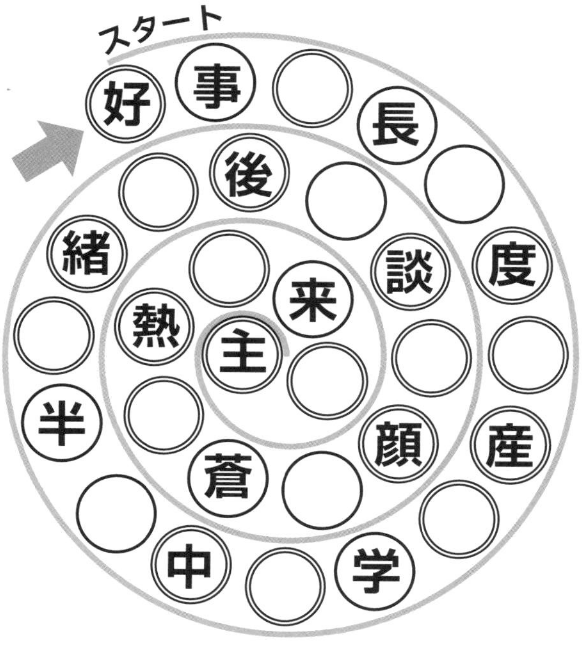

❹ リスト 歴 手 天 摩 側 識 未 書 観 盤 路 沈 管 菩

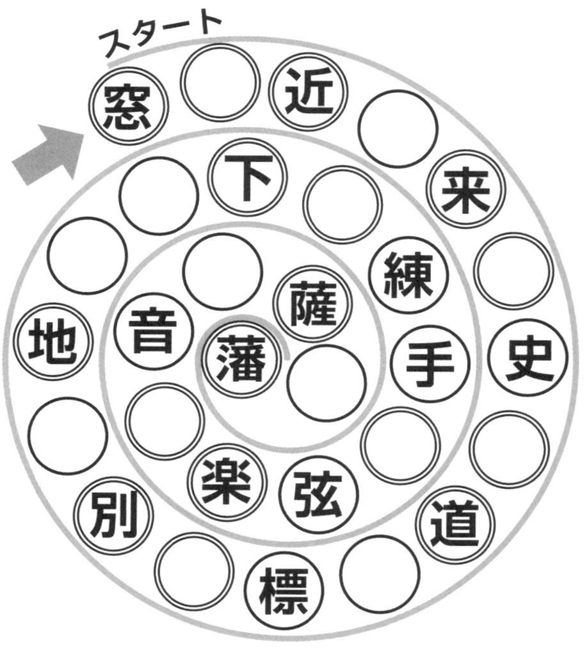

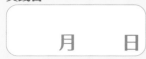

脳活ポイント

側頭葉を活性化！

解答欄がうず巻き状になっている中で熟語を並べるため、注意力の向上が期待できます。また、脳の言語中枢である側頭葉が活性化し、想像力や想起力も磨かれます。

目標時間

50代まで	60代	70代以上
20分	35分	40分

正答数 ／8問　かかった時間 分

5 リスト　子 強 弱 理 盛 繁 折 案 枯 卓

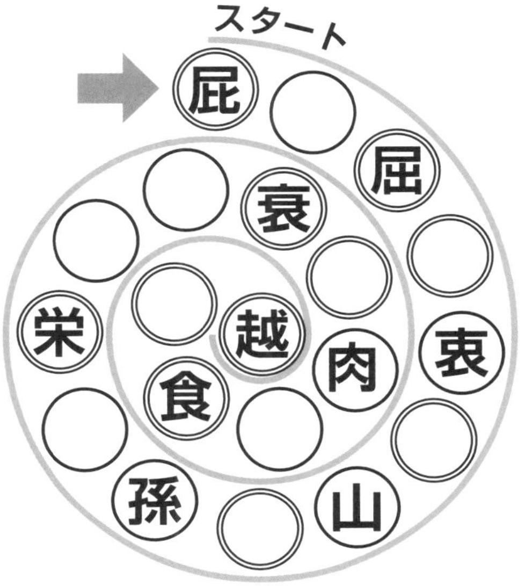

6 リスト　三 視 面 定 歌 曲 預 検 魚 暮

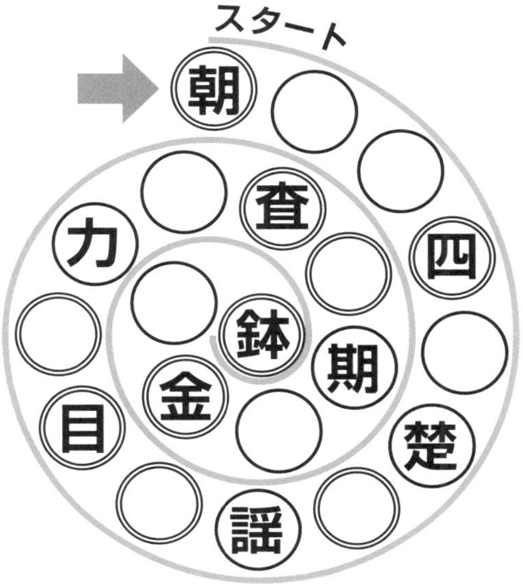

7 リスト　事 内 白 議 継 尾 夢 外 報 絶 点 蛇 命 動

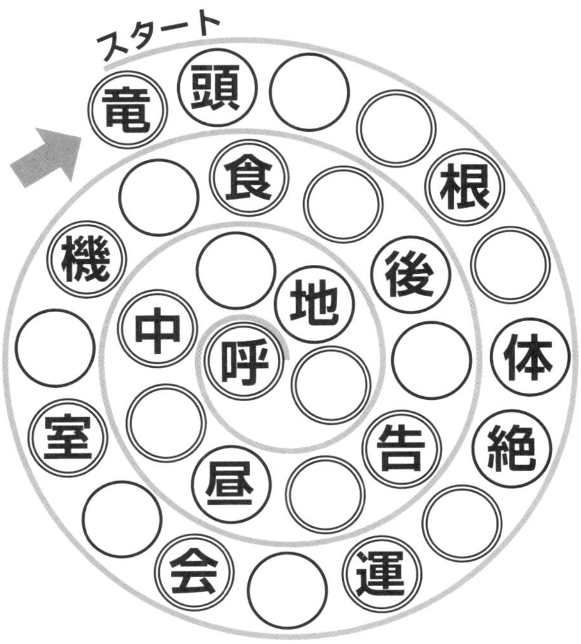

8 リスト　家 空 無 気 壁 況 雄 安 球 汚 蔵 色 力 断

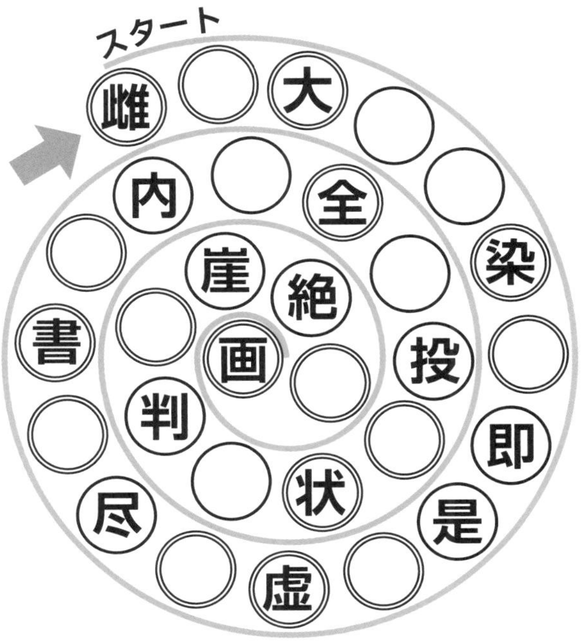

※解答は84ページをご覧ください

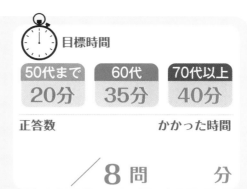

8 日目 漢字結び四字熟語

実践日

月　日

難易度 4 ★★★★☆

A～D群、E～H群の囲みの中にある漢字をそれぞれ1字ずつ、順に結びつけて、合計で24個の四字熟語を作ってください。A～D群、E～H群の漢字は1回ずつ、すべて用います。解答は順不同です。

A群		B群		C群		D群	
右	質	今	部	暗	消	終	水
我	一	顔	田	無	左	往	鬼
朝	不	実	心	暮	東	新	恥
意	古	天	眠	引	白	西	四
温	厚	往	三	不	剛	日	沈
疑	青	故	気	知	始	健	休

	A群	B群	C群	D群
❶				
❷				
❸				
❹				
❺				
❻				

	A群	B群	C群	D群
❼				
❽				
❾				
❿				
⓫				
⓬				

解答　❶～⓬意気消沈・一部始終・右往左往・温故知新・我田引水・疑心暗鬼・厚顔無恥・古今東西・質実剛健・青天白日・朝三暮四・不眠不休

脳活ポイント

ひらめきと直感力が磨かれる

漢字一つひとつを見ると、さまざまな熟語が浮かんでくると思いますが、それぞれを関連付けて熟語にするには、ひらめきが不可欠です。パッと見てどれとどれが結びつきそうか、直感力を磨きましょう。

目標時間

50代まで	60代	70代以上
15分	25分	30分

正答数　／24問　かかった時間　分

E群		F群		G群		H群	
得	主	代	全	模	馬	聞	面
巧	一	中	心	月	無	歩	索
暗	牛	頭	若	不	末	色	乱
老	完	進	客	転	令	欠	女
前	日	言	意	未	満	尾	節
枝	竜	葉	飲	男	蛇	食	倒

	E群	F群	G群	H群
⑬				
⑭				
⑮				
⑯				
⑰				
⑱				

	E群	F群	G群	H群
⑲				
⑳				
㉑				
㉒				
㉓				
㉔				

解答　⑬〜㉔暗中模索・一心不乱・完全無欠・牛飲馬食・巧言令色・主客転倒・枝葉末節・前代未聞・得意満面・日進月歩・竜頭蛇尾・老若男女

9 日目 漢字テーマパーク

実践日

月　　日

難易度4★★★★☆

　この漢字テーマパークでは大きなテーマ(題材)が４つあり、そのテーマに当てはまる言葉を漢字で答える問題が６つ用意されています。答えの漢字は、上のリストにすべて１個ずつ表示されています。

テーマ：娯楽

❶〜❻のリスト

映 語 大 歌 舞 賞 火
落 腹 花 音 館 話 伎
会 楽 術 画 鑑

❶ １人で何役も演じ、考えオチやしぐさオチで完結する話芸

→ □□

❷ 出雲阿国が始めたとされる日本の伝統芸能の１つ

→ □□□

❸ 大きなスクリーンを見て楽しむ場所

→ □□□

❹ 口を動かさず、人形と対話しているように見せる芸

→ □□□

❺ 「たまやー」という掛け声が有名な夏の夜のイベント

→ □□□□

❻ 残った漢字でできる言葉は？

→ □□□□

テーマ：運動会

❼〜⓬のリスト

応 三 二 目 徒 開 団
走 会 行 脚 戦 合 進
式 競 人 援 体 種

❼ 選手が入場するときに左右リズムよく歩く隊列

→ □□

❽ 選手宣誓や校歌を歌う最初のプログラム

→ □□□

❾ 50ﾒｰﾄﾙや100ﾒｰﾄﾙの距離を走る競技。かけっこともいわれる

→ □□□

❿ ハチマキをつけて大きな声でチームの奮起を促す競技

→ □□□□

⓫ 足をヒモで結び、ペアで走る競技

→ □□□□

⓬ 残った漢字でできる言葉は？

→ □□□□

解答 ❶落語、❷歌舞伎、❸映画館、❹腹話術、❺花火大会、❻音楽鑑賞、❼行進、❽開会式、❾徒競走、❿応援合戦、⓫二人三脚、⓬団体種目

脳活ポイント

認知力や推理力を磨く

大きなテーマから連想して当てはまる熟語を考えることで、認知力や推理力が養われます。言語脳も刺激され、語彙力や想起力も大いに鍛えられると考えられます。

目標時間

50代まで	60代	70代以上
15分	25分	35分

正答数　／24問

かかった時間　分

テーマ：宇宙

⑬〜⑱のリスト

行 文 工 遠 重 食 宙
鏡 星 無 力 士 望 衛
宇 台 月 天 人 飛

⑬ 地球のカゲが月にかかって、月が欠けて見える現象

→ □□

⑭ 星を観察するために用いる道具

→ □□□

⑮ 宇宙の観察や学習をするための拠点となる場所

→ □□□

⑯ 「ひまわり」、「こだま」などの名前がついたロケット

→ □□□□

⑰ スペースシャトルに乗って仕事をする人

→ □□□□□

⑱ 残った漢字でできる言葉は？

→ □□□

テーマ：日本の偉人

⑲〜㉔のリスト

長 織 卑 龍 口 雪 部
紫 坂 英 馬 世 弥 本
式 信 舟 野 呼 田

⑲ 室町時代の水墨画家。「秋冬山水図」などが有名

→ □□

⑳ 弥生時代後期の邪馬台国の女王として伝わる

→ □□□

㉑ 平安時代中期の作家で、『源氏物語』の作者

→ □□□

㉒ 薩長同盟の成立に尽力し、大政奉還に貢献した幕末の英雄

→ □□□□

㉓ 天下統一を目前にして本能寺の変で討たれた武将

→ □□□□

㉔ 残った漢字でできる言葉は？

→ □□□□

解答　⑬月食、⑭望遠鏡、⑮天文台、⑯人工衛星、⑰宇宙飛行士、⑱無重力、⑲雪舟、⑳卑弥呼、㉑紫式部、㉒坂本龍馬、㉓織田信長、㉔野口英世

10日目

チラリ四字熟語

実践日

月　日

難易度③★★★☆☆

各問、漢字が４個バラバラに並んでいますが、漢字の一部分しか見えていません。それぞれの漢字を推測し、四字熟語になるよう並べ替えてください。各ページのリストにある36文字の漢字が使われています。

❶～❾のリスト

正	磨	歌	発	歩	大	銘	往	低	磋	然	進
面	無	左	右	平	態	辺	依	広	身	日	琢
一	四	旧	正	頭	起	真	往	月	念	楚	切

❶
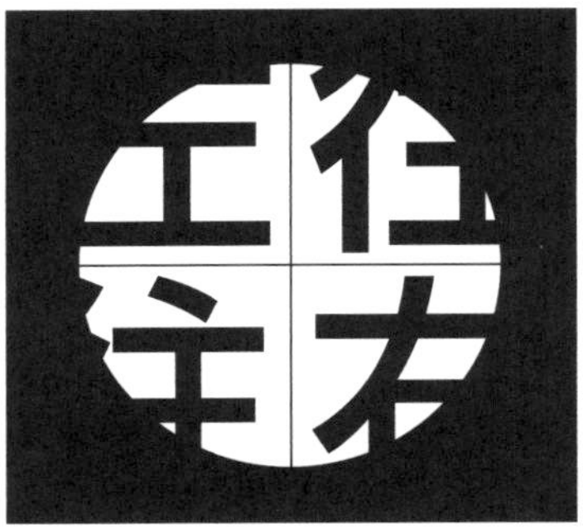

答え

❷
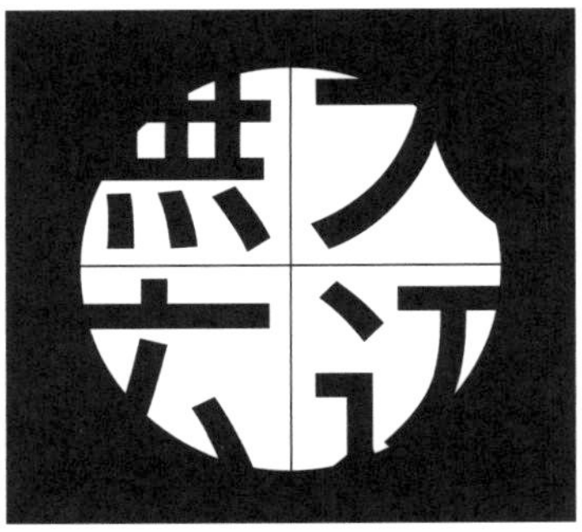

答え

❸
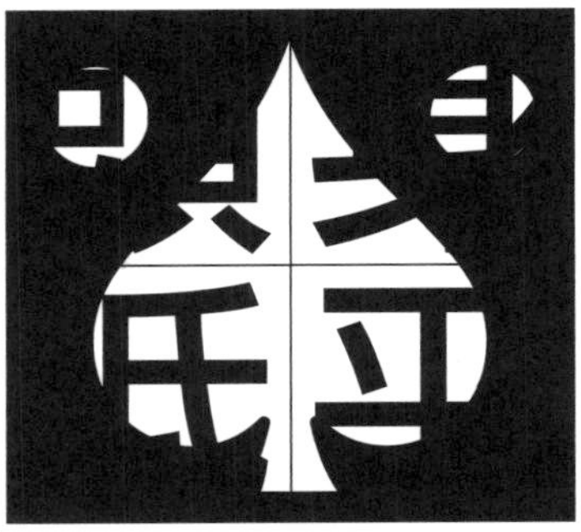

答え

❹
 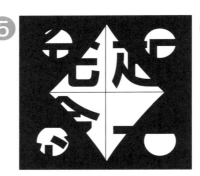

答え

❺

答え

❻
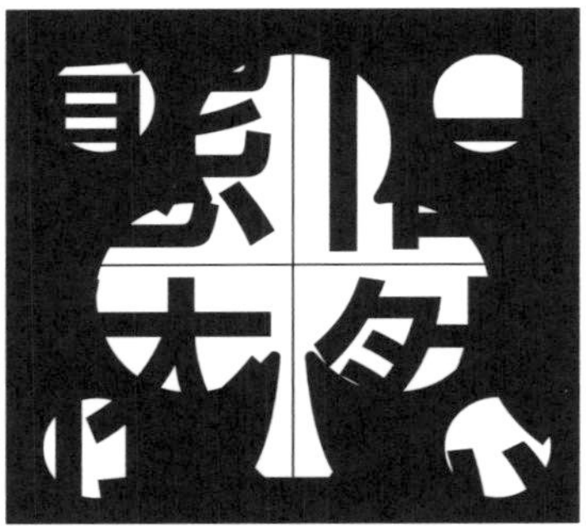

答え

❼
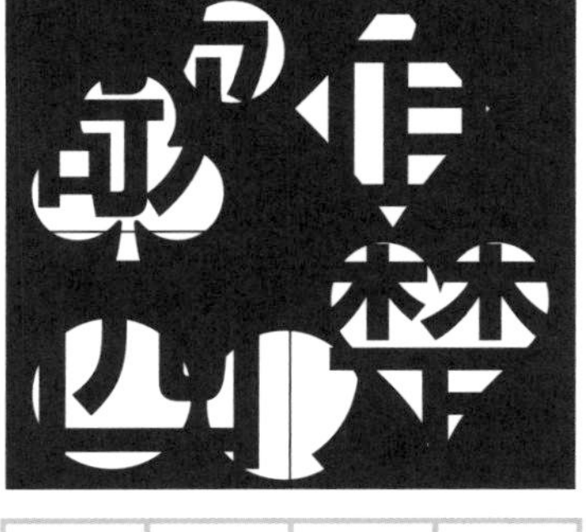

答え

❽
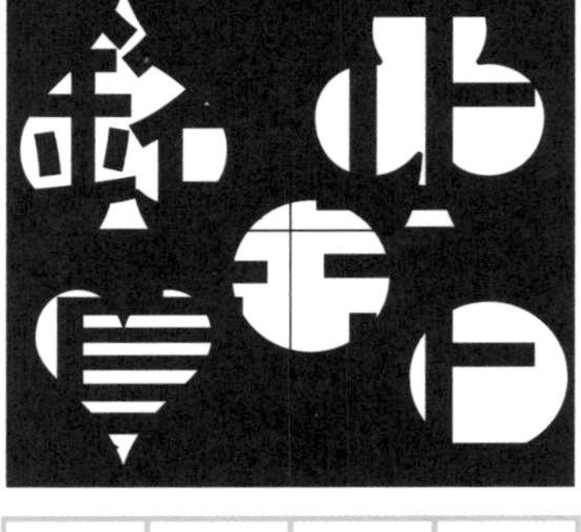 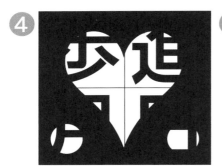

答え

❾
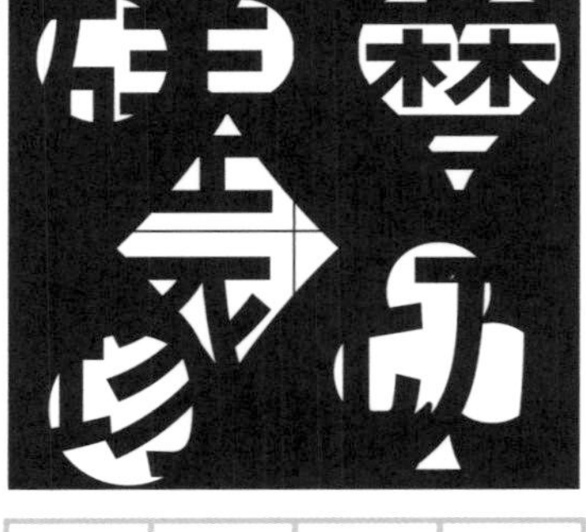

答え

解答　❶右往左往、❷広大無辺、❸低頭平身（平身低頭もOK）、❹日進月歩、❺一念発起、❻旧態依然、❼四面楚歌、❽正真正銘、❾切磋琢磨

脳活ポイント

想起力やイメージ力を鍛錬

穴からチラリと見えている４つの漢字から全体を推測することで、脳のイメージ力や想起力が鍛えられます。また、注意力や推理力、直感力を養うこともできると考えられます。

目標時間

50代まで	60代	70代以上
20分	25分	30分

正答数　／18問

かかった時間　分

⑩～⑱のリスト

満	無	風	千	択	優	勧	古	山	選	冠	体
柔	恥	懲	厚	同	順	西	不	取	東	葬	千
断	海	婚	今	顔	一	祭	悪	捨	心	帆	善

⑩
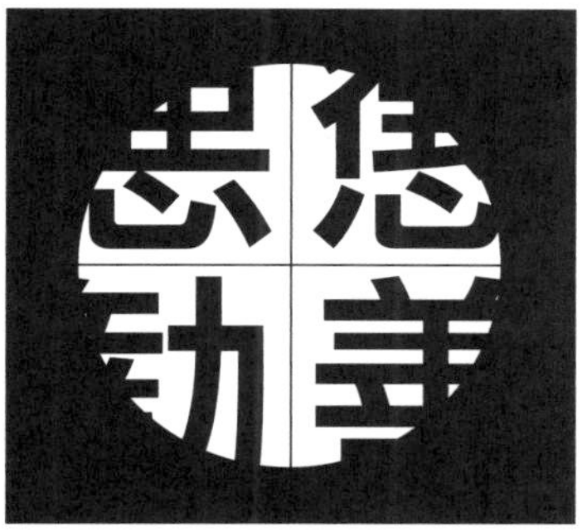
答え

⑪
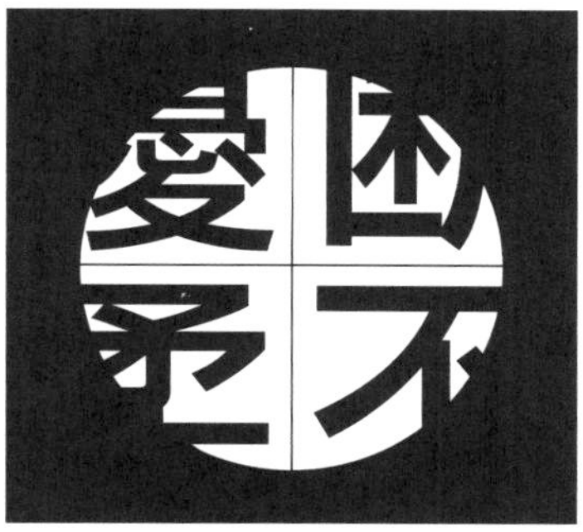
答え

⑫
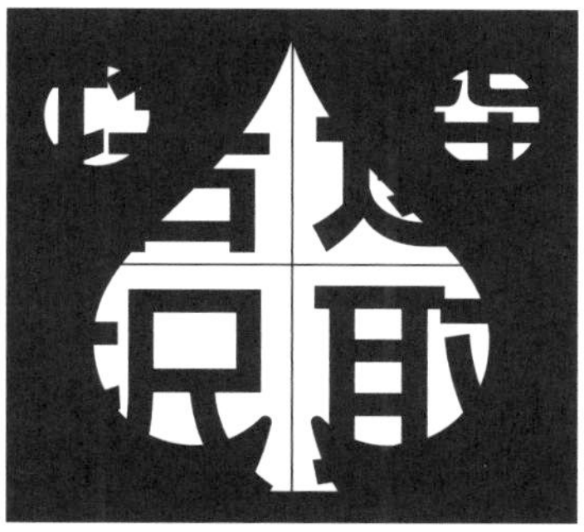
答え

⑬
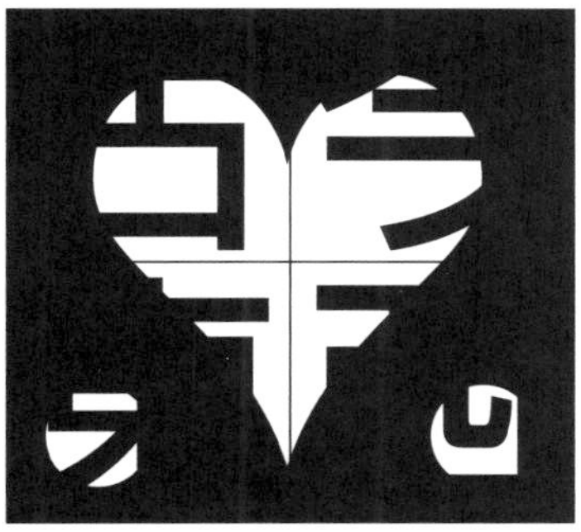
答え

⑭
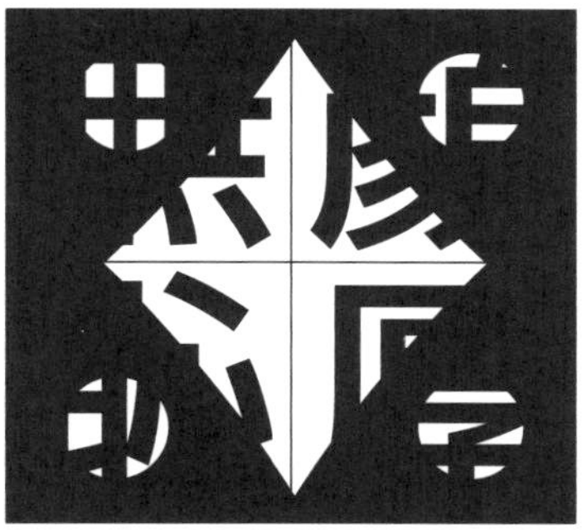
答え

⑮
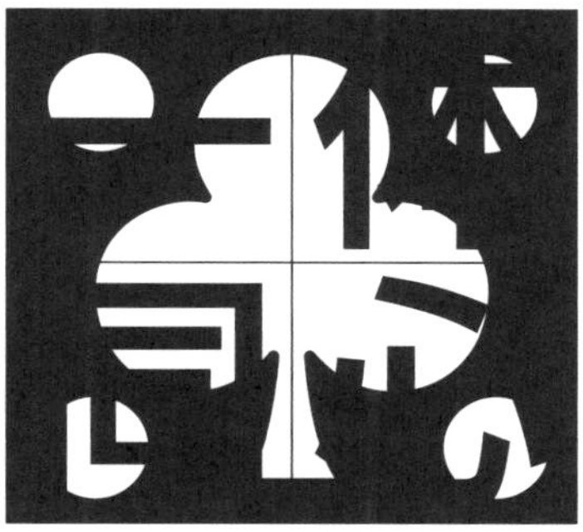
答え

⑯
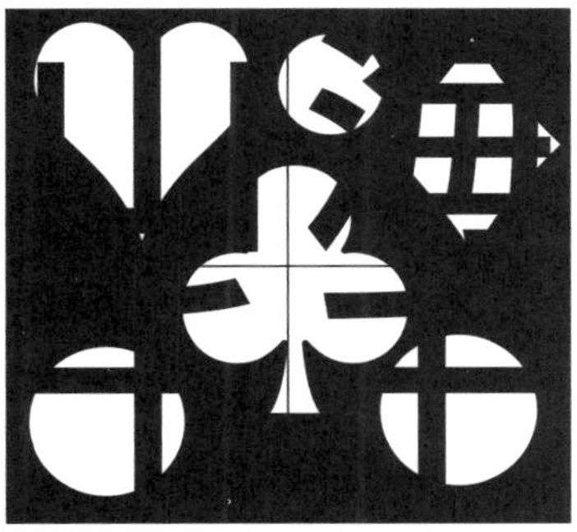
答え

⑰
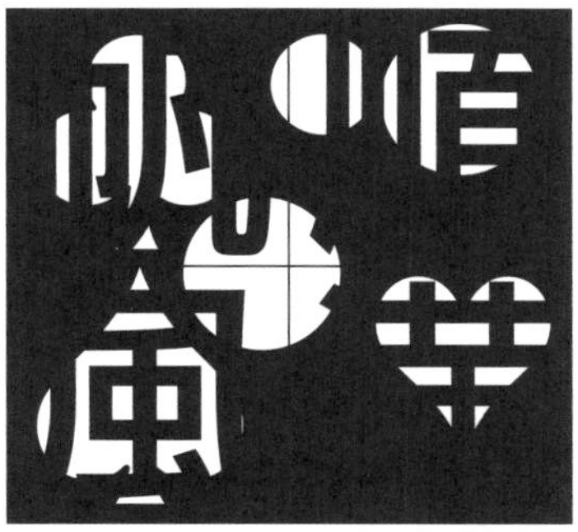
答え

⑱
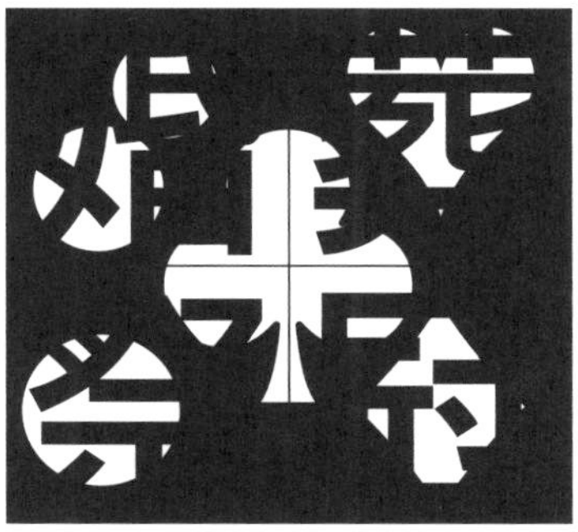
答え

解答　⑩勧善懲悪、⑪優柔不断、⑫取捨選択、⑬古今東西、⑭厚顔無恥、⑮一心同体、⑯海千山千、⑰順風満帆、⑱冠婚葬祭

11日目 バラバラ三字熟語

実践日

月　日

難易度③★★★☆☆

各問、三字熟語の漢字が部分ごとにバラバラに分解された形で提示されています。分解された各パーツを頭の中で組み合わせて、もとの三字熟語が何だったか解答欄に書き入れてください。

❶
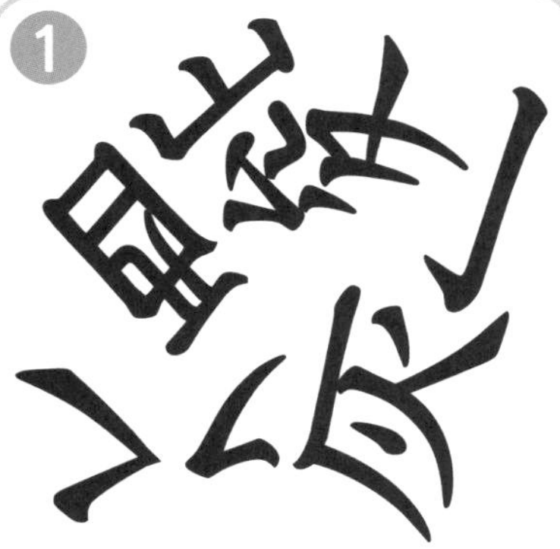
答え

❷
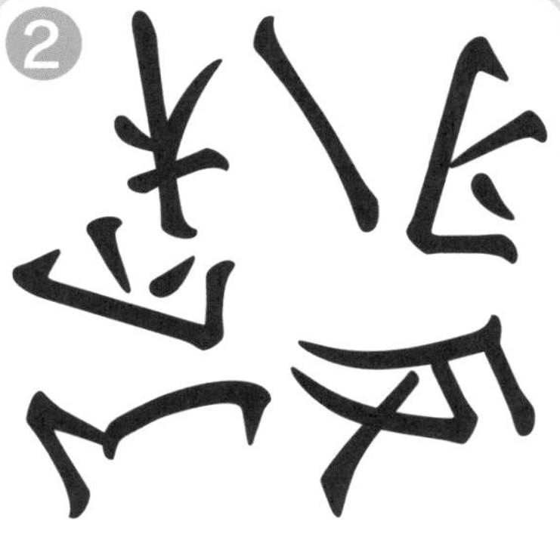
答え

❸
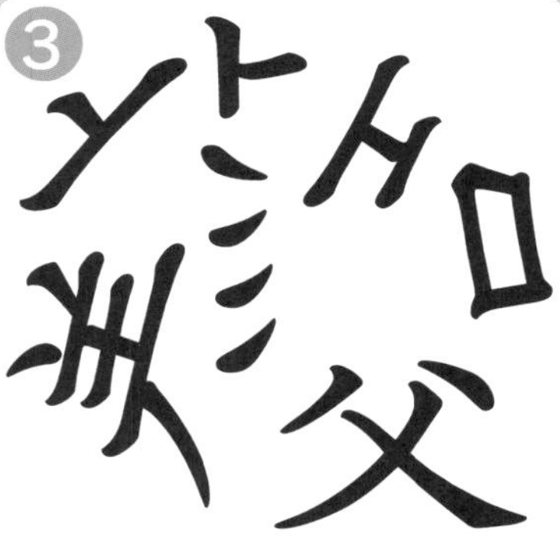
答え

❹
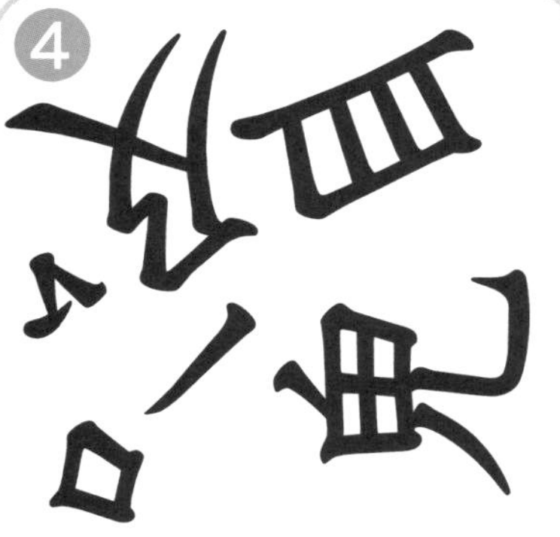
答え

❺
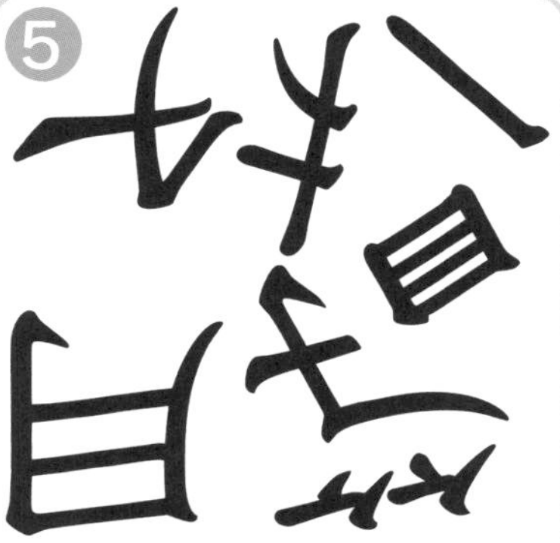
答え

❻
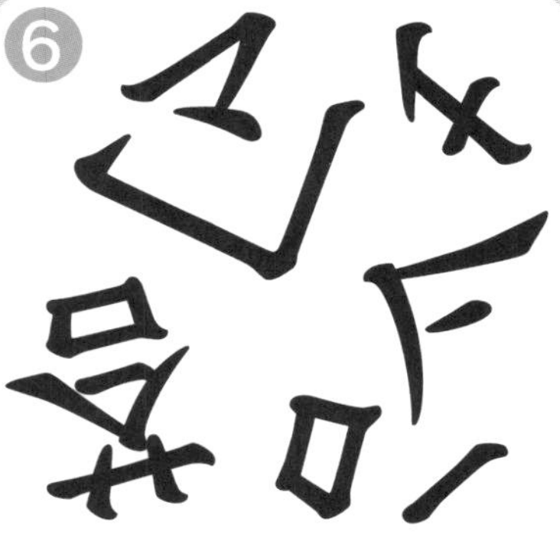
答え

❼
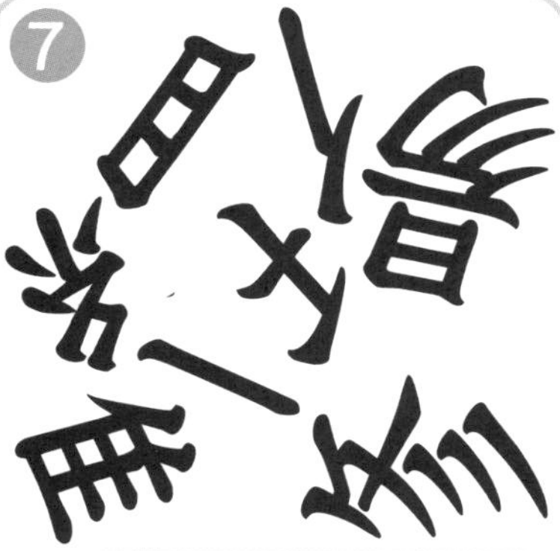
答え

❽
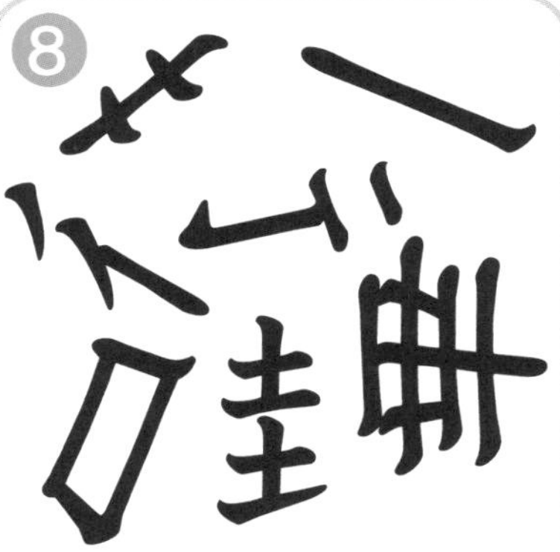
答え

❾
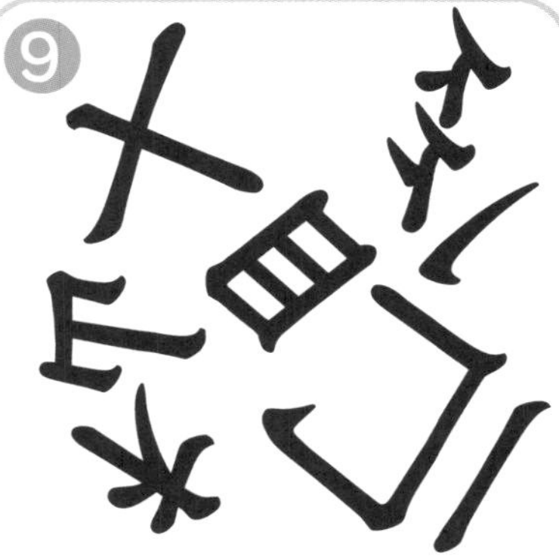
答え

解答 ❶炭酸水、❷羽子板、❸交差点、❹吸血鬼、❺皮算用、❻司令塔、❼修羅場、❽中華街、❾千両箱

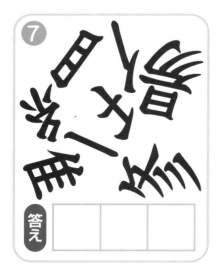

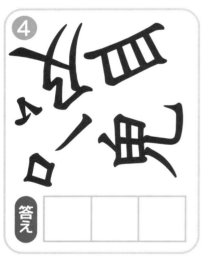

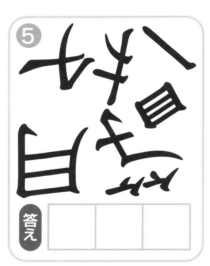

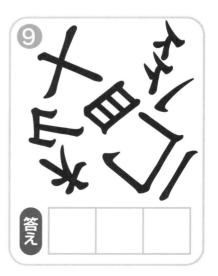

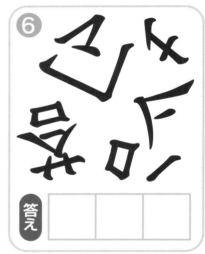

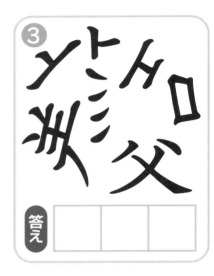

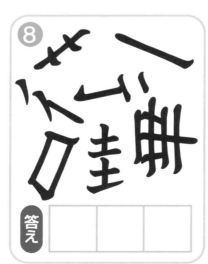

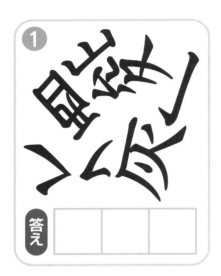

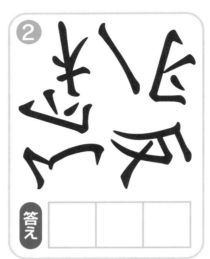

脳活ポイント

直感力と識別力を養う

バラバラに分解された３つの漢字のパーツからもとの漢字を読み取る直感力や識別力に加え、新たに組み合わせて三字熟語を考える想起力や発想力が同時に鍛えられます。

目標時間

50代まで	60代	70代以上
20分	30分	40分

正答数　／18問

かかった時間　分

⑩
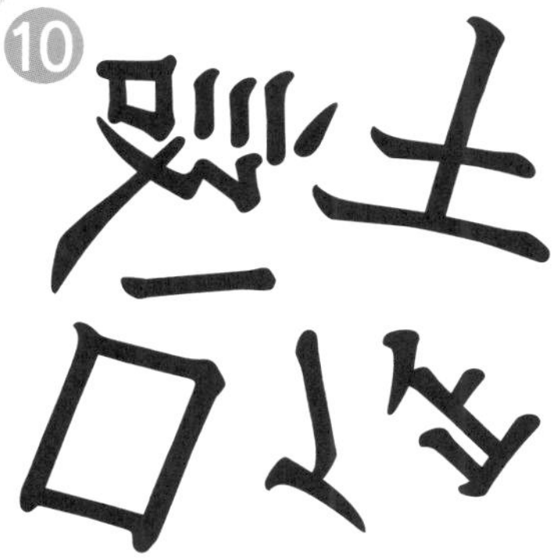
答え

⑪
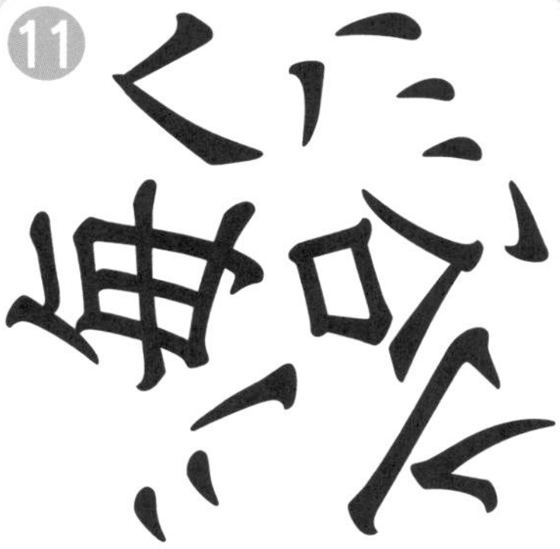
答え

⑫
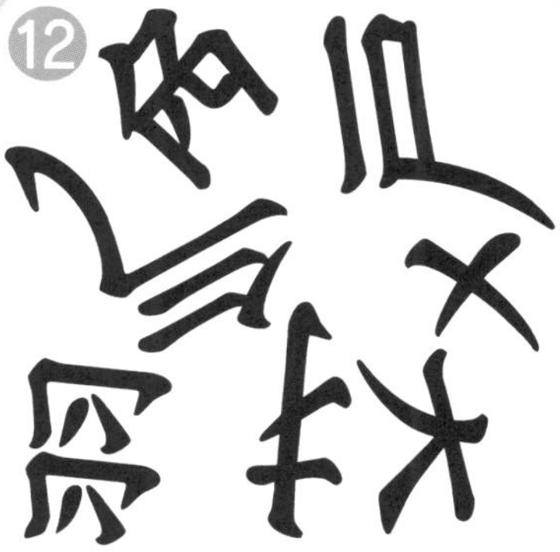
答え

⑬
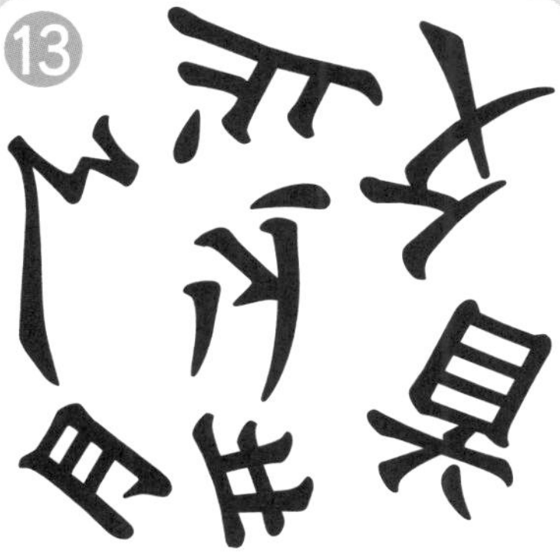
答え

⑭
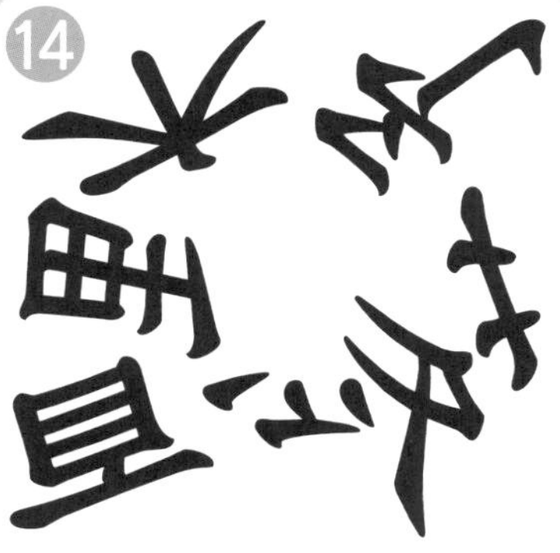
答え

⑮
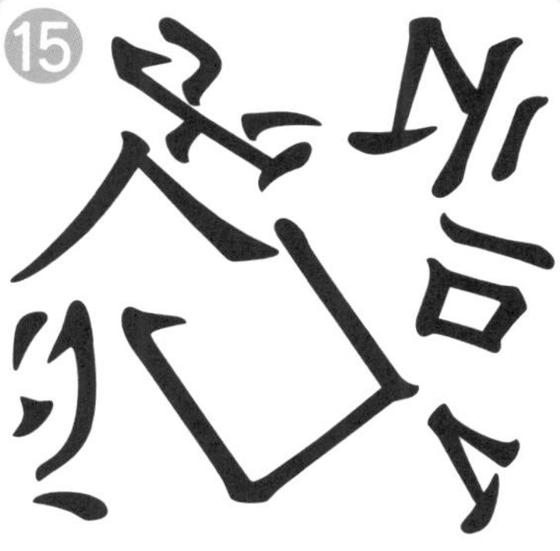
答え

⑯
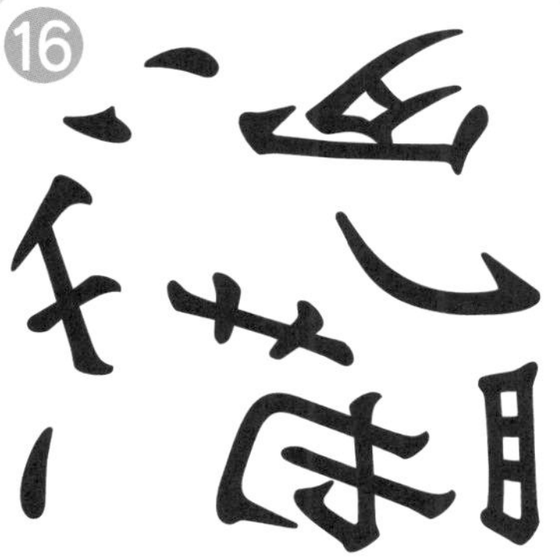
答え

⑰
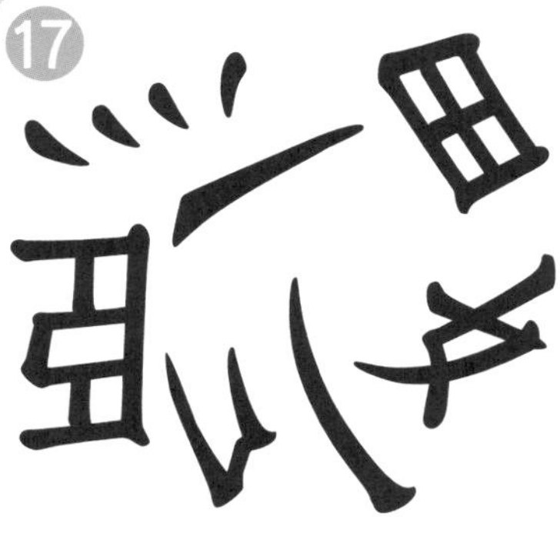
答え

⑱
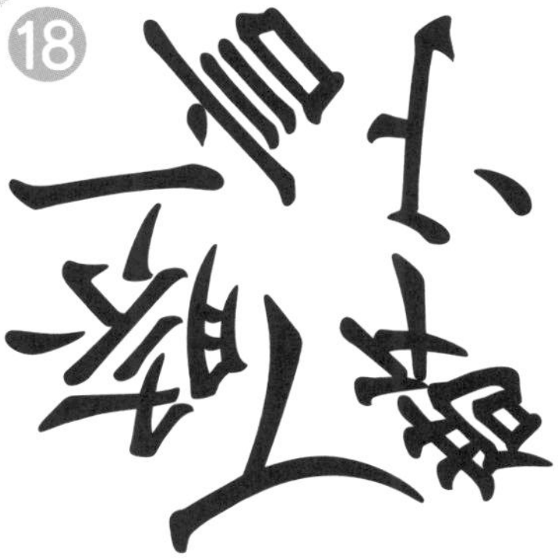
答え

解答　⑩誕生日、⑪海水浴、⑫換気扇、⑬散歩道、⑭夏野菜、⑮同窓会、⑯夢心地、⑰人魚姫、⑱警察犬

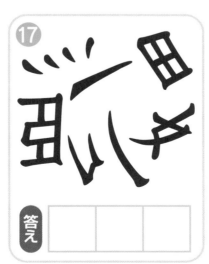

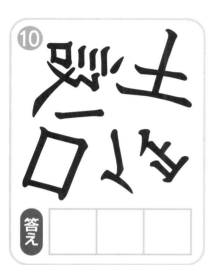

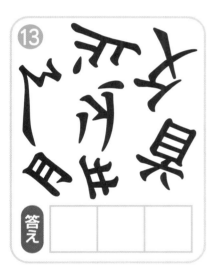

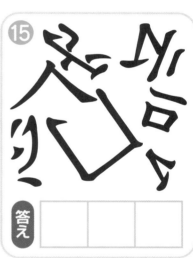

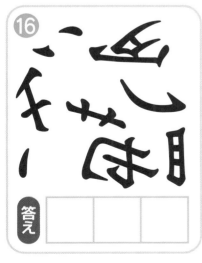

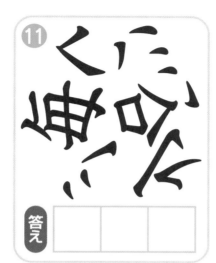

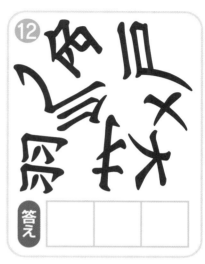

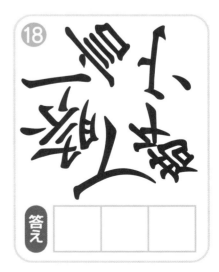

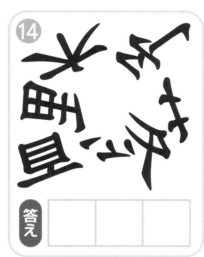

12日目 音訓変換漢字

実践日 月 日

難易度③★★★☆☆

Aと Cの各問は訓読みの熟語が音読みで、Bと Dの各問は音読みの熟語が訓読みで書かれています。それぞれの読み方を正しく変換して、もとの熟語を答えてください。使う漢字はリストから選びましょう。

音読みとは、昔の中国の発音がもとになっていて、漢字一字では意味が通じにくい読みのこと。訓読みは、漢字の意味を表していて、漢字一字でも日本語の意味が通じやすい読みのこと。例えば、「山」という漢字であれば「さん」が音読みで、「やま」が訓読みとなる。この脳トレでは、通常、音読みで読む熟語は訓読み、訓読みで読む熟語は音読みのひらがなで表記している。それぞれの読み方を変換し、正しい漢字を導く。

●例題

A 訓読みの熟語を書く

さんびょう　山猫（やまねこ）

B 音読みの熟語を書く

やまな　山菜（さんさい）

ABのリスト

手 野 節 品 花 殿 雪 舌 空 命 木 関
綱 青 内 枝 鼓 豆 国 琴 粉 菜 緒 宮

A 訓読みの熟語を書く

① しゅひん
ヒント 余興で盛り上がる

② せいくう
ヒント 天気がいい

③ しとう
ヒント ビールのお供

④ せつこく
ヒント 北海道・東北・北陸

⑤ ぜつこ
ヒント 美味しいものを食べると打つ

⑥ めいこう
ヒント 危険な場所では必要

B 音読みの熟語を書く

① はなこな
ヒント スギやヒノキ

② のな
ヒント たくさん食べましょう

③ みやとの
ヒント 王様が住んでいるところ

④ きこと
ヒント 楽器

⑤ せきふし
ヒント 年を取ると痛む

⑥ うちお
ヒント ここだけの話

解答 A ①手品、②青空、③枝豆、④雪国、⑤舌鼓、⑥命綱 B ①花粉、②野菜、③宮殿、④木琴、⑤関節、⑥内緒

脳活ポイント

推理力と認知力を磨く！

音読みは訓読みに、訓読みは音読みに変換してから正しい熟語を導き出すため、推理力が大いに向上します。また、認知力や想起力、語彙力も強まると考えられます。

目標時間

50代まで	60代	70代以上
20分	30分	40分

正答数	かかった時間
／28問	分

CDのリスト

毛	星	雨	天	火	相	端	民	下	屋	帯
穴	花	筆	声	根	輪	湯	代	窓	三	五
口	船	子	白	家	雲	場	君	的	首	

C 訓読みの熟語を書く

①そうこう
ヒント 役所や病院ではまずここへ

②おくこん
ヒント 家のいちばん上

③ううん
ヒント 今にも降り出しそう

④さんもう
ヒント ネコ

⑤かか
ヒント 夏の風物詩

⑥はくせい
ヒント 勝利

⑦とうせん
ヒント 風呂桶

⑧けつじょう
ヒント 知られていないいいところ

D 音読みの熟語を書く

①たみいえ
ヒント 人が住んでいる

②あました
ヒント 金は○○のまわりもの

③よふで
ヒント 本人の代わりに書く

④くびあい
ヒント 内閣総理大臣

⑤こえおび
ヒント のどの奥にある

⑥きみこ
ヒント 危うきに近寄らず

⑦いつわ
ヒント 4年に1度

⑧はしまと
ヒント 要点をまとめて

解答
C ①窓口、②屋根、③雨雲、④三毛、⑤花火、⑥白星、⑦湯船、⑧穴場
D ①民家、②天下、③代筆、④首相、⑤声帯、⑥君子、⑦五輪、⑧端的

13日目 迷路で言葉クイズ

実践日

月　日

難易度5★★★★★

各マスに書かれたひらがながそれぞれつながって１つの文章になるよう、■のマスを除くすべてのマスを１度だけ通ってスタートからゴールに向かいます。できあがった文章が示す漢字２字を答えてください。

❶

スタート（つ）

つ	■	よ	う
か	っ	た	ふ
お	た	や	く
る	■	う	こ
を	あ	ら	と

ゴール（と）

答え

❷

スタート（え）

■	え	ん	げ
な	き	■	き
ど	ぶ	か	や
を	み	せ	る
の	も	て	た

ゴール（の）

答え

❸

スタート（う）

う	し	の	ち
え	い	ろ	ち
き	■	し	を
た	で	る	し
い	と	る	ぼ

ゴール（い）

答え

❹

スタート（い）

た	い	い	ち
ち	つ	つ	が
か	よ	る	に
ふ	の	る	み
つ	か	ゆ	め

ゴール（め）

答え

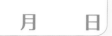

脳活ポイント

読解力が試され強まる

ひらがなで何が書かれているかを認識しながら進んでいくのに、読解力が必要になります。加えて、うまく文がつながるようにするにはどうすればいいのか、限られた時間内での思考力が試されます。

目標時間

50代まで	60代	70代以上
30分	40分	50分

正答数　／8問　かかった時間　分

⑤

スタート（せ）

せ	ら	く	し
い	ば	■	て
ご	し	ら	か
の	も	は	え
は	ど	こ	る

ゴール（は）

答え □□

⑥

スタート（だ）

だ	ま	い	ち
い	あ	う	ょ
ど	る	み	■
こ	あ	り	■
ろ	に	ょ	う

ゴール（う）

答え □□

⑦

スタート（お）

お	お	こ	う
も	ず	い	の
う	■	さ	ば
の	し	で	ん
り	き	け	づ

ゴール（け）

答え □□

⑧

スタート（あ）

が	う	ゆ	あ
た	に	と	さ
い	は	よ	み
た	■	る	も
つ	さ	れ	の

ゴール（の）

答え □□

※解答は84〜85ページをご覧ください

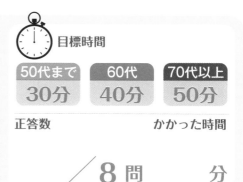

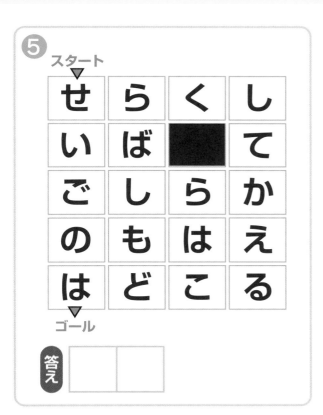

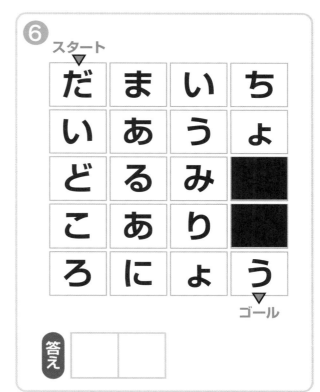

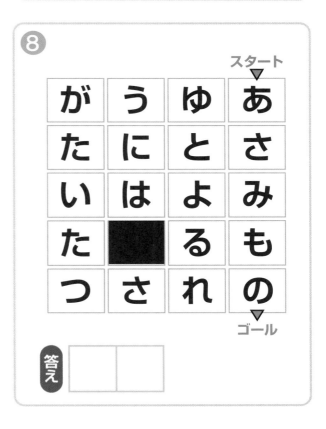

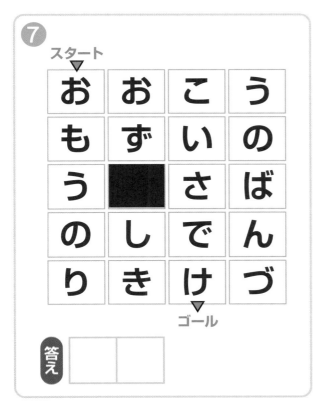

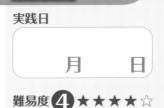

14日目

漢字画数計算パズル

実践日

月　日

難易度❹★★★★☆

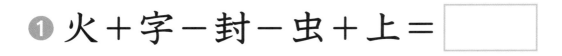

各問、それぞれの漢字の画数を数え、頭の中で数字に置き換えて計算式に当てはめ計算してください。漢数字も画数に置き換えて計算をします。画数はできるだけメモしないで暗算で計算を行いましょう。

❶ 火＋字－封－虫＋上＝

❷ 玉＋生－中－持＋八＝

❸ 風＋伽－壱＋才－目＝

❹ 芸－千＋照－初＋制＝

❺ 古＋努－派＋会－三＝

❻ 契－五＋沖－内＋行＋処＝

❼ 童＋軌－和－扶＋西－未＝

❽ 百＋升－母＋工－昔＋狭＝

❾ 施－胞＋拝＋刀－壮＋秋＝

❿ 伸＋陸－互－皿－岡＋色＝

解答　❶4+6−9−6+3=−2、❷5+5−4−9+2=−1、❸9+7−7+3−5=7、❹7−3+13−7+8=18、❺5+7−9+6−3=6、❻9−4+7−4+6+5=19、❼12+9−8−7+6−5=7、❽6+4−5+3−8+9=9、❾9−9+8+2−6+9=13、❿7+11−4−5−8+6=7

脳活ポイント

記銘力・想起力が大幅アップ！

漢字の画数を覚えつつ、暗算で計算を行うというデュアルタスク（二重課題）で、脳の司令塔「前頭前野」や海馬の強化が期待できます。記銘力・想起力の向上に役立つでしょう。

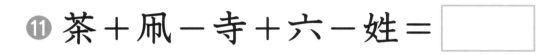

目標時間

50代まで	60代	70代以上
20分	30分	40分

正答数　　　／20問

かかった時間　　　分

⑪ 茶＋凧－寺＋六－姓＝

⑫ 自＋心＋版－外－侵＝

⑬ 北＋冠－赤＋都－汁＝

⑭ 池＋抑＋千－郎－肪＝

⑮ 仏＋世－郊－佳＋米＝

⑯ 炊＋厄－式－妊＋紅＋川＝

⑰ 芹－叉＋十－加－肯＋勝＝

⑱ 枢＋迎－流＋勇＋守－坪＝

⑲ 鼻－爪＋海＋実－示－万＝

⑳ 七＋香－男－匠＋木－明＝

解答 ⑪9＋5－6＋4－8＝4、⑫6＋4＋8－5－9＝4、⑬5＋9－7＋11－5＝13、⑭6＋7＋3－9－8＝－1、⑮4＋5－9－8＋6＝－2、⑯8＋4－6－7＋9＋3＝11、⑰7－3＋2－5－8＋12＝5、⑱8＋7－10＋9＋6－8＝12、⑲14－4＋9＋8－5－3＝19、⑳2＋9－7－6＋4－8＝－6

15日目 漢字ジグザグクロス

実践日

月　　日

難易度⑤★★★★★

リストの熟語を使って空白のマスを埋め、A～Hのマスの漢字で四字熟語を作ってください。各熟語の1文字めは数字のマスに、2文字め以降は1つ前の文字と上下左右に隣接するマスに入ります。

●例題 ※解答は85ページをご覧ください

1国		2荘	
4滅			
5日			3民

リスト

1 国立公園
2 荘園領主
3 民主主義
4 滅私奉公
5 日本国民

①「国立公園」に着目すると、「立」「公」は、このマスにしか入らないことがわかります。

②「滅私奉公」の「私奉」、「日本国民」の「本国」もすぐ決まります。

③「荘園領主」の「園」は、「国立公園」と共通なので、ここに決まります。

④「領」は「園」の右と下の2通りが考えられますが、右に入れると「民主主義」が入らなくなるので、下に決まります。

このようにして、すべてのマスを埋めていきます。

●考え方

①

1国	立	2荘	
4滅	公		
5日			3民

→ ②

1国	立	2荘	
4滅	公		
私	奉		
5日	本	国	3民

→ ③

1国	立	2荘	
4滅	公	園	
私	奉		
5日	本	国	3民

→ ④

1国	立	2荘	
4滅	公	園	
私	奉	領	
5日	本	国	3民

①

答え

A	B	C	D

1平		C	2臥			3胆	4暗	
5早			6頭		B			
7皆			8無			9面		D
10食		11夜				12空		
		13実			14調		15山	
16永				17記			18高	
19時		20通	A	21救			22気	
			23助			24衣	25宇	
26安								

リスト

1 平衡感覚
2 臥薪嘗胆
3 胆汁質
4 暗黒物質
5 早朝覚醒
6 頭脳労働
7 皆既日食
8 無為自然
9 面会謝絶
10 食堂車
11 夜郎自大
12 空前絶後
13 実物大
14 調剤薬局
15 山高帽
16 永久磁石
17 記念対局
18 高気圧
19 時差通勤
20 通行手形
21 救命胴衣
22 気宇壮大
23 助命嘆願
24 衣食住
25 宇宙食
26 安産祈願

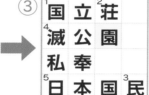

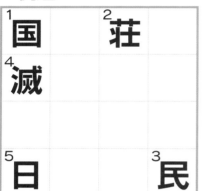

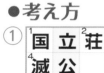

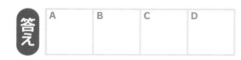

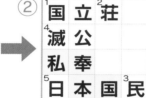

脳活ポイント

語彙力と直感力を圧倒的に強化!

数十個の三字熟語・四字熟語が用いられているので、語彙力の鍛錬に役立つとともに、直感力・判断力・思考力が圧倒的に強化されます。初めてだと難しく感じますが、解き方がわかるととても面白いパズルです。

目標時間

50代まで	60代	70代以上
30分	40分	50分

正答数 ／2問

かかった時間 分

②

答え

A	B	C	D	E	F	G	H

1 賛		G	2 吟			3 人		4 白		5 有			6 実		
7 卒			8 放		9 鮮	A				10 結			11 正		
12 四			13 素		14 直		15 副			16 傍	17 工		18 比		19 御
20 入		21 海			D		22 筋								
		23 外			24 厭		25 軌	H			26 人		27 自	B	
28 縄				29 乾			30 正		31 閑		32 手				
E				33 公					34 屋		C		35 証		
36 創						37 形					38 化		39 友		
40 玄	F	41 課				42 不			43 裏		44 学		45 応		
46 公		47 世			48 河			49 異	50 空				51 趣		
		52 同								53 気		54 屋			

リスト

1 賛否両論
2 吟遊詩人
3 人気稼業
4 白紙委任
5 有名無実
6 実力主義
7 卒業論文
8 放蕩息子
9 鮮紅色
10 結婚式場
11 正確無比
12 四捨五入
13 素粒子
14 直線距離
15 副担任
16 傍若無人
17 工事現場
18 比丘尼
19 御国言葉
20 入学試験
21 海外旅行
22 筋肉注射
23 外柔内剛
24 厭離穢土
25 軌道修正
26 人物画
27 自然消滅
28 縄文時代
29 乾布摩擦
30 正式名称
31 閑話休題
32 手前味噌
33 公転周期
34 屋根裏
35 証拠隠滅
36 創成期
37 形容動詞
38 化学反応
39 友情出演
40 玄武岩
41 課題図書
42 不動明王
43 裏事情
44 学生服
45 応援演説
46 公私混同
47 世界地図
48 河川敷
49 異次元
50 空元気
51 趣旨説明
52 同音異義
53 気分屋
54 屋台骨

※解答は85ページをご覧ください

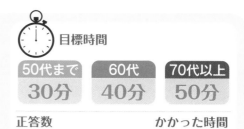

16日目 ひらがな結び

実践日

月　日

難易度③★★★☆☆

マスの中にあるひらがなだけを拾って並べ替え、ヒントに見合う言葉を作りましょう。解答欄には、漢字でその言葉を書いてください。漢字の文字数はマスの数と一致します。答えが2つの問題もあります。

① ヒント 風邪のとき

ん	フ	ヲ	い
ル	ト	ム	ハ
マ	ヤ	せ	ヘ
あ	ア	ミ	ユ

答え □□

② ヒント 家電

こ	ス	チ	い
ト	ぞ	テ	ン
ワ	ニ	れ	ヨ
う	ン	ド	イ

答え □□□

③ ヒント 鎌倉時代の武士

ケ	よ	ノ	も
も	な	と	ア
ヲ	シ	の	み
と	ユ	り	シ

答え □□□

④ ヒント 家族

タ	ふ	ウ	ン
ヤ	テ	サ	は
ヤ	ズ	そ	マ
は	ヒ	セ	ナ

答え □　□□

⑤ ヒント 教室

く	ケ	ん	く
ア	つ	ハ	サ
ば	ジ	キ	こ
ノ	ミ	え	ホ

答え □　□□

⑥ ヒント 都道府県

イ	か	う	し
な	ヨ	や	っ
ネ	ど	ツ	ニ
ま	ク	い	ほ

答え □□　□□□

⑦ ヒント 調理器具

ト	エ	ち	ソ
ほ	う	テ	す
は	ク	い	フ
ナ	ん	イ	う
ガ	ょ	き	ビ

答え □□　□□□

⑧ ヒント 剣道

タ	ア	ピ	な
て	ウ	ビ	シ
ド	ヌ	ン	こ
ウ	し	エ	ユ
い	ケ	ク	ザ

答え □□　□□

⑨ ヒント 駅

ニ	ぷ	ア	い
ち	ゴ	っ	ロ
き	ぐ	チ	イ
コ	プ	か	ミ
さ	ダ	ヨ	つ

答え □□　□□□

解答 ①安静、②冷蔵庫、③源頼朝、④母・祖父、⑤机・黒板、⑥山梨・北海道、⑦包丁・炊飯器、⑧小手・竹刀、⑨切符・改札口

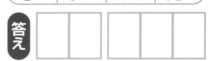

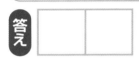

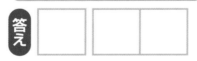

脳活ポイント

認知力強化にすごく役立つ！

マスの中からひらがなを見つけて拾い出し、それを並べ替え、漢字に変換して書くという３つの課題をこなすため、認知力の強化にすごく役立つと考えられます。

目標時間

50代まで	60代	70代以上
10分	15分	20分

正答数　／18問

かかった時間　分

⑩ ヒント 和食

チ	モ	ん	ぜ
ワ	せ	ゲ	セ
ゾ	ロ	ケ	き
は	シ	マ	ネ

答え

⑪ ヒント 本

こ	ラ	ス	う
フ	ザ	さ	ピ
し	ク	ワ	ジ
テ	ん	ネ	ょ

答え

⑫ ヒント 江戸末期の武士

つ	ゅ	ケ	い
ゲ	エ	か	コ
サ	し	ビ	シ
か	ン	レ	う

答え

⑬ ヒント スポーツ

う	っ	う	き
ワ	ノ	じ	ラ
ど	た	ツ	う
ゅ	グ	ン	ゅ

答え

⑭ ヒント 惑星

せ	す	ス	テ
チ	タ	ゅ	き
ち	い	ク	ズ
ソ	ム	い	う

答え

⑮ ヒント 教科

い	ヤ	オ	ビ
ネ	か	え	ユ
キ	ヒ	フ	ザ
ヨ	ご	ノ	り

答え

⑯ ヒント 乗り物

カ	き	う	チ
ゅ	レ	ト	き
シ	ン	ひ	テ
ネ	き	キ	ゴ
こ	ノ	エ	う

答え

⑰ ヒント 飲み物

ん	ゾ	と	イ
ト	い	ケ	う
シ	に	オ	げ
う	ヌ	ち	カ
ゃ	ン	ま	ゅ

答え

⑱ ヒント 装飾品

シ	け	ロ	で
び	ノ	コ	ゴ
い	カ	ゆ	ミ
ス	ど	ユ	ン
う	ぜ	ナ	わ

答え

解答　⑩赤飯、⑪参考書、⑫勝海舟、⑬柔道・卓球、⑭水星・地球、⑮英語・理科、⑯気球・飛行機、⑰豆乳・玄米茶、⑱指輪・腕時計

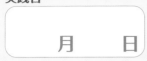

17日目 漢字熟語しりとり

実践日

月　日

難易度④★★★★☆

７つの漢字を使い、二字熟語をしりとりで作ります。できた二字熟語の右側の漢字が、次の二字熟語の左側の漢字になります。答えの最初と最後の漢字は１度しか使いません。うまくつながるように埋めてください。

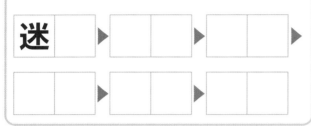

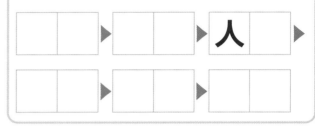

❶ 実 走 飾 事 迷 行 装

迷□ ▶ □□ ▶ □□ ▶
□□ ▶ □□ ▶ □□

❺ 生 縛 恩 花 人 謝 束

□□ ▶ □□ ▶ 人□ ▶
□□ ▶ □□ ▶ □□

❷ 問 輪 台 疑 唱 車 屋

疑□ ▶ □□ ▶ □□ ▶
□□ ▶ □□ ▶ □□

❻ 集 断 児 固 育 中 体

□□ ▶ □□ ▶ 断□ ▶
□□ ▶ □□ ▶ □□

❸ 査 散 水 歩 香 調 分

香□ ▶ □□ ▶ □□ ▶
□□ ▶ □□ ▶ □□

❼ 心 月 目 感 臨 食 境

□□ ▶ □□ ▶ 食□ ▶
□□ ▶ □□ ▶ □□

❹ 知 来 観 将 客 見 察

将□ ▶ □□ ▶ □□ ▶
□□ ▶ □□ ▶ □□

❽ 通 励 作 過 豊 文 激

□□ ▶ □□ ▶ 文□ ▶
□□ ▶ □□ ▶ □□

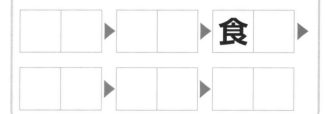

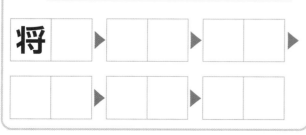

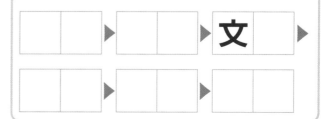

解答
❶迷走→走行→行事→事実→実装→装飾、❷疑問→問屋→屋台→台車→車輪→輪唱、
❸香水→水分→分散→散歩→歩調→調査、❹将来→来客→客観→観察→察知→知見、
❺謝恩→恩人→人生→生花→花束→束縛、❻集中→中断→断固→固体→体育→育児、
❼臨月→月食→食感→感心→心境→境目、❽豊作→作文→文通→通過→過激→激励

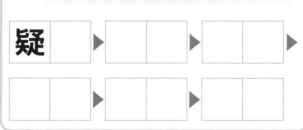

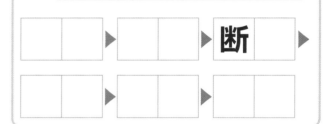

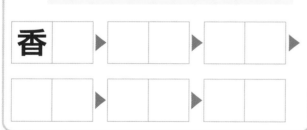

脳活ポイント

言語中枢を一段と磨く!

熟語をしりとりのようにつなげて並べることで、言語中枢である側頭葉を活性化させる効果が期待できます。また、想起力と洞察力、情報処理力も大いに鍛えられます。

目標時間

50代まで	60代	70代以上
30分	45分	60分

正答数 ／16問　かかった時間 分

⑨ 借 賃 紙 家 用 貸 袋

家□ ▶ □□ ▶ □□ ▶
□□ ▶ □□ ▶ □□

⑩ 真 場 花 単 道 綿 純

単□ ▶ □□ ▶ □□ ▶
□□ ▶ □□ ▶ □□

⑪ 射 固 晶 確 液 的 唾

射□ ▶ □□ ▶ □□ ▶
□□ ▶ □□ ▶ □□

⑫ 蔵 経 書 酒 緯 写 梅

梅□ ▶ □□ ▶ □□ ▶
□□ ▶ □□ ▶ □□

⑬ 称 同 分 愛 期 割 賛

□□ ▶ □□ ▶ 愛□ ▶
□□ ▶ □□ ▶ □□

⑭ 交 当 案 選 弁 考 外

□□ ▶ □□ ▶ 選□ ▶
□□ ▶ □□ ▶ □□

⑮ 成 推 動 立 移 腹 作

□□ ▶ □□ ▶ 動□ ▶
□□ ▶ □□ ▶ □□

⑯ 口 葉 空 桜 紅 間 架

□□ ▶ □□ ▶ 間□ ▶
□□ ▶ □□ ▶ □□

解答
⑨ 家賃→賃貸→貸借→借用→用紙→紙袋、⑩ 単純→純真→真綿→綿花→花道→道場、
⑪ 射的→的確→確固→固唾→唾液→液晶、⑫ 梅酒→酒蔵→蔵書→書写→写経→経緯、
⑬ 分割→割愛→愛称→称賛→賛同→同期、⑭ 弁当→当選→選考→考案→案外→外交、
⑮ 推移→移動→動作→作成→成立→立腹、⑯ 架空→空間→間口→口紅→紅葉→葉桜

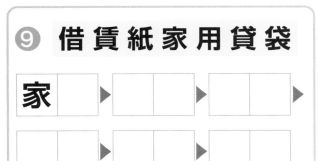

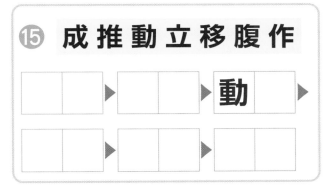

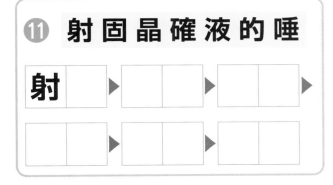

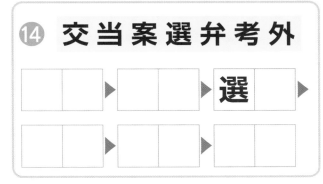

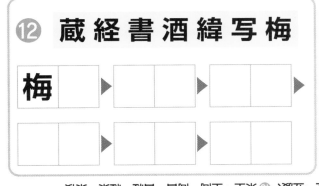

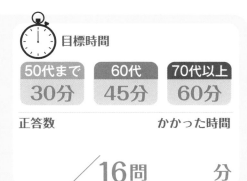

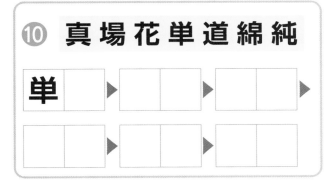

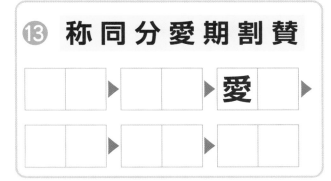

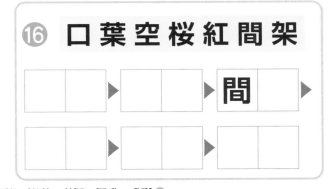

18日目 四字熟語ジグソー

実践日

月　日

難易度③★★★☆☆

各問には、四字熟語を構成する４つの漢字がそれぞれ４分割された形で提示されています。頭の中で漢字を並べ換えて復元し、書いてある四字熟語を解答欄に書いてください。

①

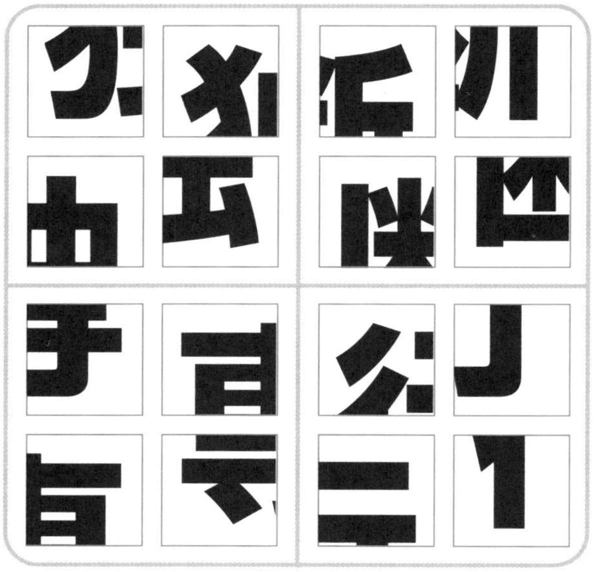

答え

②

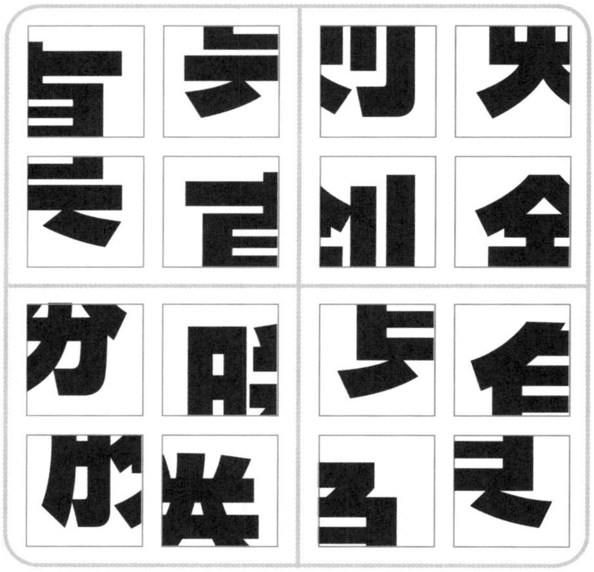

答え

③

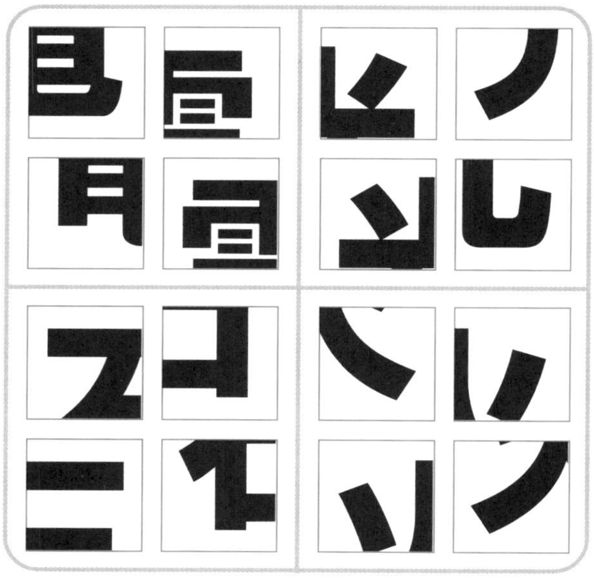

答え

④

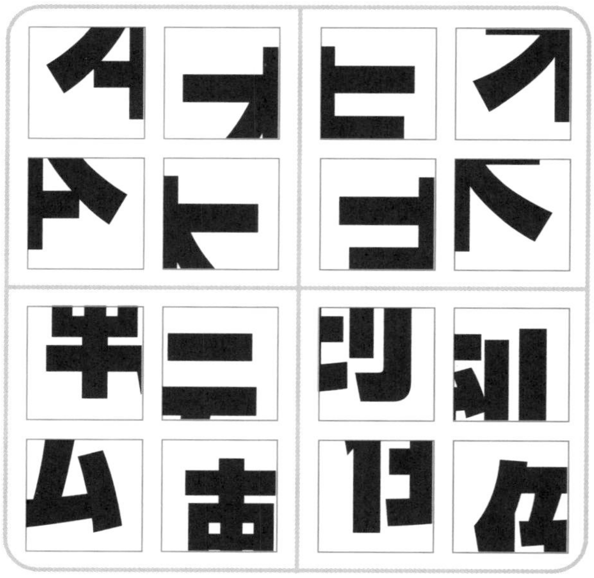

答え

解答 ①独断専行、②真剣勝負、③電光石火、④本末転倒

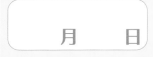

脳活ポイント

直感力も漢字力も身につく

４分割された漢字の完成図を頭の中でイメージすることで、直感力や想像力が鍛えられます。さらに、四字熟語を作成するさいに漢字力や想起力も養われることが期待できます。

目標時間

50代まで	60代	70代以上
10分	20分	30分

正答数　／8問　かかった時間　分

⑤

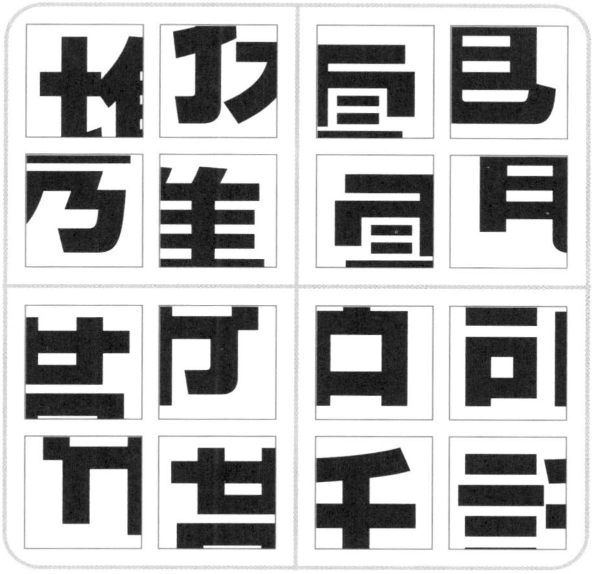

答え

⑥

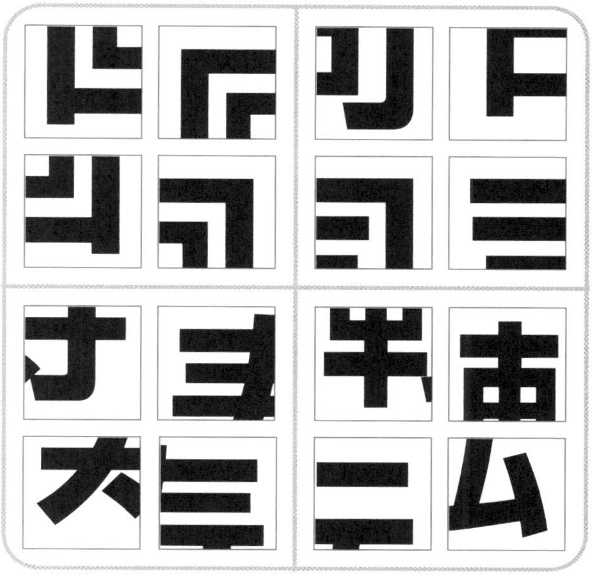

答え

⑦

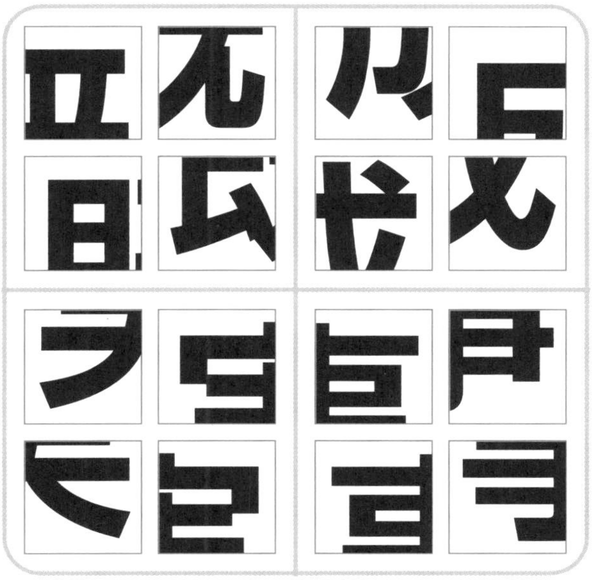

答え

⑧

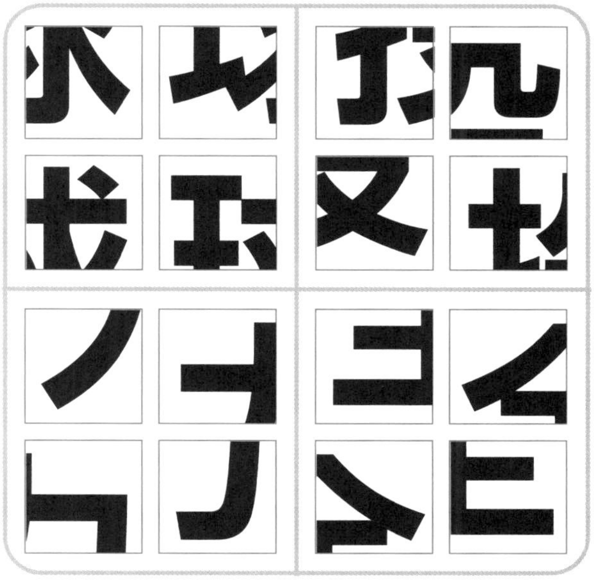

答え

解答 ⑤携帯電話、⑥回転寿司、⑦既成事実、⑧全力投球

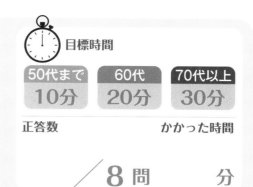

19日目 正しい送り仮名二択

実践日

月　日

難易度❸★★★☆☆

各問、下線が引いてある部分のひらがなを漢字に直したとき、①か②のどちらかになります。送り仮名が正しくなっているほうを選び、解答欄に①か②で記入してください。

❶ 考え方が<u>おさない</u>
①幼い
②幼ない
答え □

❷ 遠い昔のことを<u>わすれた</u>
①忘れた
②忘すれた
答え □

❸ 勇気を<u>ふるう</u>
①奮るう
②奮う
答え □

❹ 煮物を<u>いただく</u>
①頂く
②頂だく
答え □

❺ 汗が<u>たれる</u>
①垂れる
②垂る
答え □

❻ 法で<u>さばく</u>
①裁ばく
②裁く
答え □

❼ 寒さが<u>きびしい</u>
①厳い
②厳しい
答え □

❽ 定年まで<u>つとめる</u>
①勤める
②勤とめる
答え □

❾ リンゴが<u>おちる</u>
①落る
②落ちる
答え □

❿ 手のひらを<u>かえす</u>
①返す
②返えす
答え □

⓫ ピクピクと<u>うごく</u>
①動く
②動ごく
答え □

⓬ 記録を<u>しらべる</u>
①調る
②調べる
答え □

⓭ 奥が<u>ふかい</u>
①深い
②深かい
答え □

⓮ 高く<u>かさねる</u>
①重る
②重ねる
答え □

解答 ❶①、❷①、❸②、❹①、❺①、❻②、❼②、❽①、❾②、❿①、⓫①、⓬②、⓭①、⓮②

脳活ポイント

日ごろから注意力が喚起される

日常生活でよく見かけたり、使ったりしている漢字の送り仮名を、正確に覚えているかが試されます。何回も問題を解いているうちに、注意力が喚起され、大切なことの見落としがなくなるでしょう。

目標時間

50代まで	60代	70代以上
15分	20分	25分

正答数 /28問

かかった時間 分

⑮ おもちゃがほしい
① 欲い
② 欲しい
答え

⑯ 彼女はやさしい
① 優しい
② 優さしい
答え

⑰ 胸にひめる
① 秘る
② 秘める
答え

⑱ 命令にそむく
① 背く
② 背むく
答え

⑲ 書物をあらわす
① 著す
② 著らわす
答え

⑳ 未来をになう
① 担う
② 担なう
答え

㉑ その意見はとうとい
① 尊い
② 尊とい
答え

㉒ 人形をあやつる
① 操る
② 操つる
答え

㉓ ギターをかなでる
① 奏る
② 奏でる
答え

㉔ 礼服で身をよそおう
① 装う
② 装そおう
答え

㉕ 老いてますますさかん
① 盛ん
② 盛かん
答え

㉖ 気にさわる
① 障る
② 障わる
答え

㉗ 果物がいたむ
① 傷む
② 傷たむ
答え

㉘ イスにすわる
① 座る
② 座わる
答え

解答 ⑮②、⑯①、⑰②、⑱①、⑲①、⑳①、㉑①、㉒①、㉓②、㉔①、㉕①、㉖①、㉗①、㉘①

20日目 二字熟語クロス

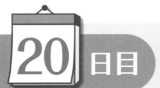

実践日　　月　　日

難易度4 ★★★★☆

下のリストから、上下左右にある漢字と組み合わせて二字熟語を4つ作れる漢字を選び、中央のマスに記入します。ページごとに16問すべて解いたら、リストに残った4字の漢字から四字熟語を作ってください。

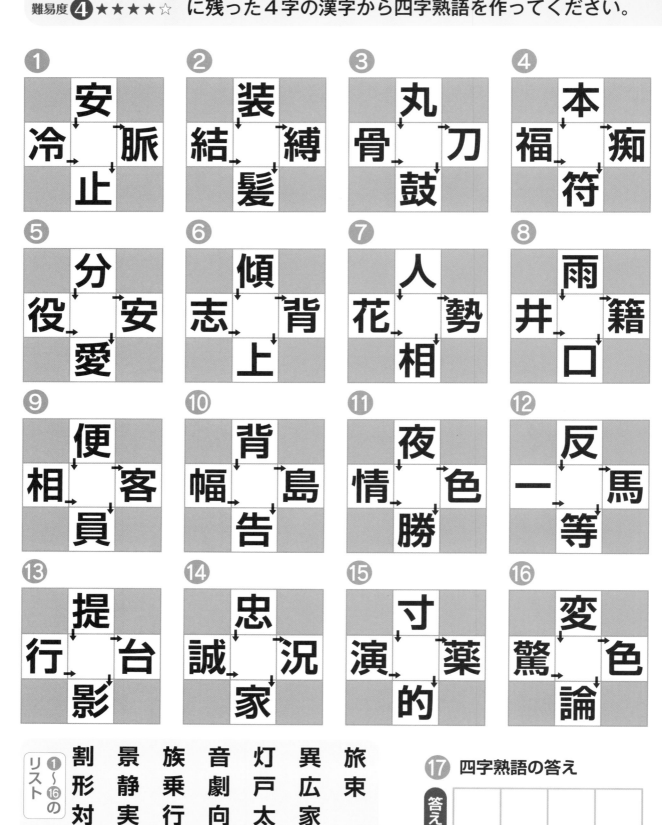

問題	上	左	右	下
❶	安	冷	脈	止
❷	装	結	縛	髪
❸	丸	骨	刀	鼓
❹	本	福	痴	符
❺	分	役	安	愛
❻	傾	志	背	上
❼	人	花	勢	相
❽	雨	井	籍	口
❾	便	相	客	員
❿	背	幅	島	告
⓫	夜	情	色	勝
⓬	反	一	馬	等
⓭	提	行	台	影
⓮	忠	誠	況	家
⓯	寸	演	薬	的
⓰	変	驚	色	論

❶～⓰のリスト

割	景	族	音	灯	異	旅
形	静	乗	劇	戸	広	束
対	実	行	向	太	家	

⓱ 四字熟語の答え

答え □□□□

解答 ❶静、❷束、❸太、❹音、❺割、❻向、❼形、❽戸、❾乗、❿広、⓫景、⓬対、⓭灯、⓮実、⓯劇、⓰異、⓱〈四字熟語の答え〉家族旅行

脳活ポイント

思考力と想起力を磨く！

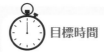

４つの二字熟語に共通する漢字を探すのに必要な思考力や想像力・洞察力や、漢字を思い出す想起力が養われると考えられます。また、漢字力や語彙力を向上させる効果も期待できるでしょう。

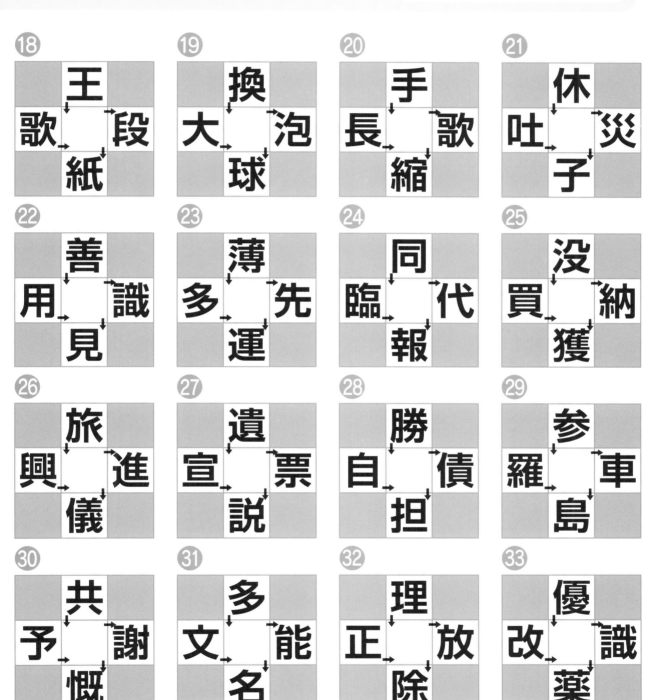

目標時間

50代まで	60代	70代以上
25分	35分	45分

正答数 ／34問　かかった時間 分

⑱ 王 / 歌 □ 段 / 紙

⑲ 換 / 大 □ 泡 / 球

⑳ 手 / 長 □ 歌 / 縮

㉑ 休 / 吐 □ 災 / 子

㉒ 善 / 用 □ 識 / 見

㉓ 薄 / 多 □ 先 / 運

㉔ 同 / 臨 □ 代 / 報

㉕ 没 / 買 □ 納 / 獲

㉖ 旅 / 興 □ 進 / 儀

㉗ 遺 / 宣 □ 票 / 説

㉘ 勝 / 自 □ 債 / 担

㉙ 参 / 羅 □ 車 / 島

㉚ 共 / 予 □ 謝 / 慨

㉛ 多 / 文 □ 能 / 名

㉜ 理 / 正 □ 放 / 除

㉝ 優 / 改 □ 識 / 薬

⑱〜㉝のリスト

発　列　息　意　感　負　格
収　良　手　伝　芸　時　気
行　表　合　幸　短　解

㉞ 四字熟語の答え

答え □□□□

解答 ⑱手、⑲気、⑳短、㉑息、㉒意、㉓幸、㉔時、㉕収、㉖行、㉗伝、㉘負、㉙列、㉚感、㉛芸、㉜解、㉝良、㉞〈四字熟語の答え〉合格発表

21日目 反対語発見クイズ

実践日

月　　日

難易度④★★★★☆

①～⑧に示した二字熟語の反対語をページ下のリストの漢字をすべて使って、右の解答欄に書いてください。なお、問題は8問ごとにⒶブロックからⒹブロックまで分かれています。

A

	問題	解答
①	集中 ▶	
②	水平 ▶	
③	精神 ▶	
④	早熟 ▶	
⑤	斬新 ▶	
⑥	賛成 ▶	
⑦	地味 ▶	
⑧	終着 ▶	

Ⓐのリスト

直　散　対　陳　垂　肉
派　始　晩　体　発　反
成　腐　分　手

B

	問題	解答
①	自立 ▶	
②	紳士 ▶	
③	応用 ▶	
④	全体 ▶	
⑤	粗雑 ▶	
⑥	大吉 ▶	
⑦	遅刻 ▶	
⑧	追跡 ▶	

Ⓑのリスト

依　退　分　早　密　女
逃　基　凶　本　大　淑
部　走　精　存

解答
Ⓐ①分散、②垂直、③肉体、④晩成、⑤陳腐、⑥反対、⑦派手、⑧始発
Ⓑ①依存、②淑女、③基本、④部分、⑤精密、⑥大凶、⑦早退、⑧逃走

脳活ポイント

記憶力がよく鍛えられアレソレが解消

記憶している膨大な言葉のストックから反対語を探しだす作業で、記憶力がよく鍛えられます。探すときに言葉の意味を確認するので、認知力にも磨きがかかり、続ければ「アレソレ」がなくなります。

目標時間

50代まで	60代	70代以上
20分	30分	40分

正答数 ／32問　かかった時間 分

C

❶ 名前 ▶ □□

❷ 廃止 ▶ □□

❸ 白米 ▶ □□

❹ 南北 ▶ □□

❺ 苦手 ▶ □□

❻ 肉食 ▶ □□

❼ 任意 ▶ □□

❽ 例外 ▶ □□

Cのリスト

玄 草 制 苗 西 意
食 字 則 東 原 強
続 米 存 得

D

❶ 熱湯 ▶ □□

❷ 平家 ▶ □□

❸ 濃厚 ▶ □□

❹ 放浪 ▶ □□

❺ 発言 ▶ □□

❻ 繁忙 ▶ □□

❼ 必然 ▶ □□

❽ 養殖 ▶ □□

Dのリスト

水 散 住 冷 氏 天
沈 閑 白 黙 淡 然
然 定 偶 源

解答
C ❶苗字、❷存続、❸玄米、❹東西、❺得意、❻草食、❼強制、❽原則
D ❶冷水、❷源氏、❸淡白、❹定住、❺沈黙、❻閑散、❼偶然、❽天然

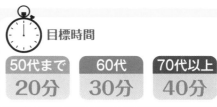

22日目 うず巻き熟語しりとり

実践日

月　日

難易度5★★★★★

うず巻き状に並んだ○の中に、前後が同じ漢字の二字熟語、三字熟語、四字熟語がしりとりのように並びます。リストから漢字を選び、空欄の丸を埋めてください。◎は熟語の最初と最後の漢字が入る部分です。

❶ リスト
会 水 満 両 時
代 地 得 室 路

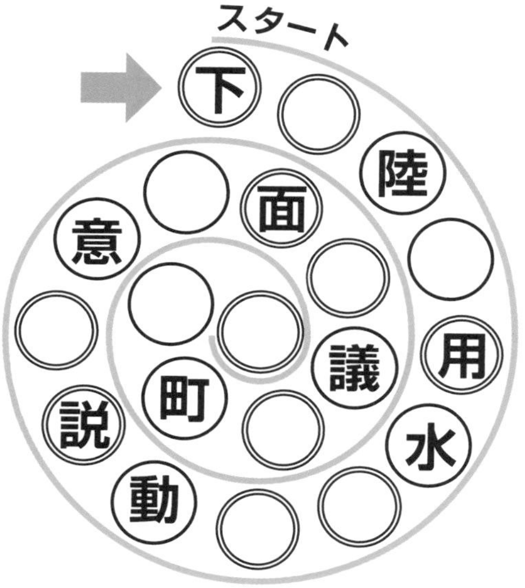

❷ リスト
性 顔 系 二 請
類 心 安 書 一

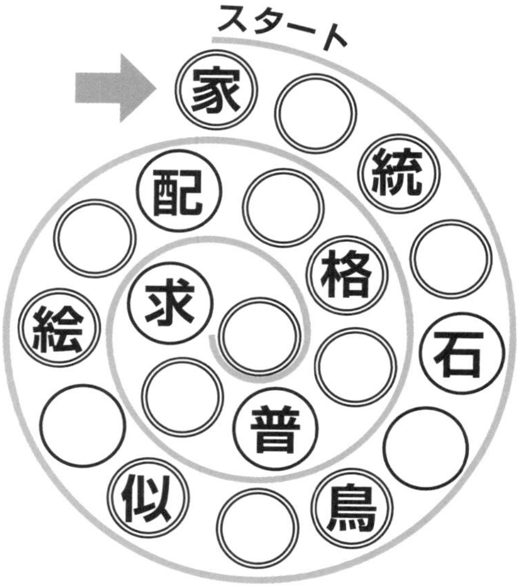

❸ リスト
天能生日名話電
風掌前有面観手

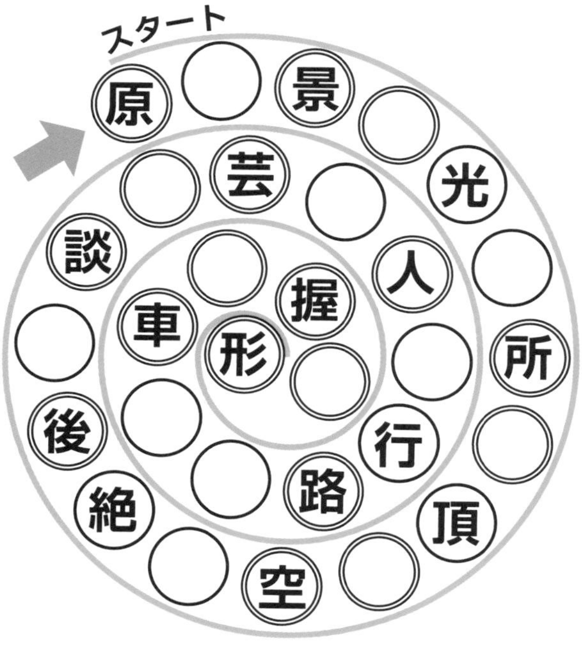

❹ リスト
舶外定憂部外和
型二発風当品方

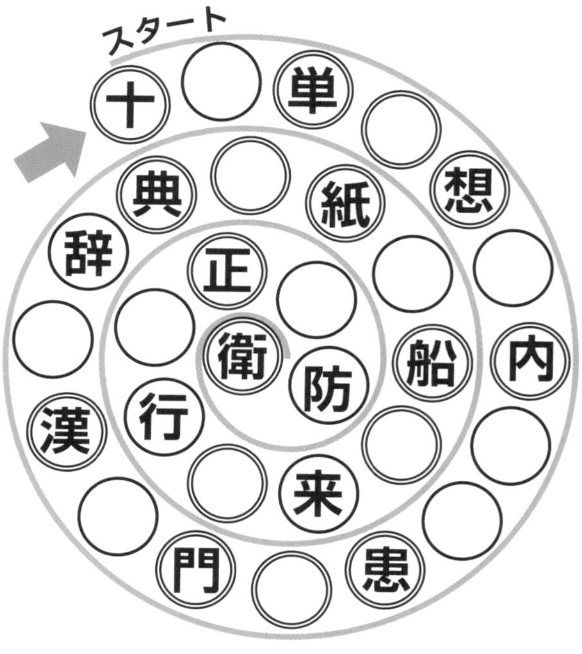

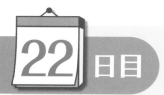

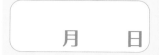

脳活ポイント

側頭葉を活性化！

解答欄がうず巻き状になっている中で熟語を並べるため、注意力の向上が期待できます。また、脳の言語中枢である側頭葉が活性化し、想像力や想起力も磨かれます。

目標時間

50代まで	60代	70代以上
20分	35分	40分

正答数 ／8問　かかった時間 分

5

リスト：善 月 国 味 奇 深 丁 縁 雲 合

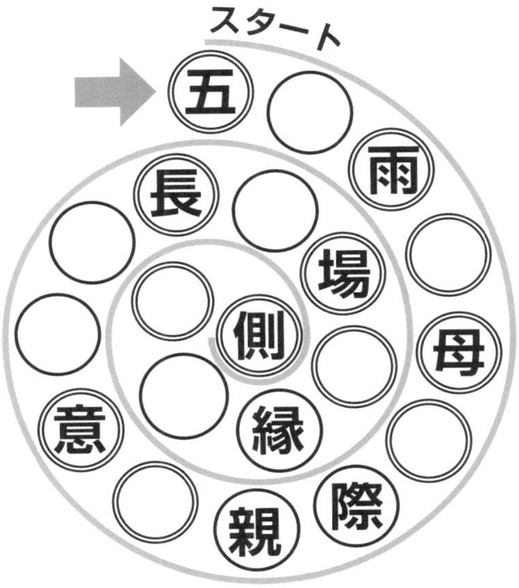

6

リスト：央 無 値 夢 芝 手 人 落 書 誓

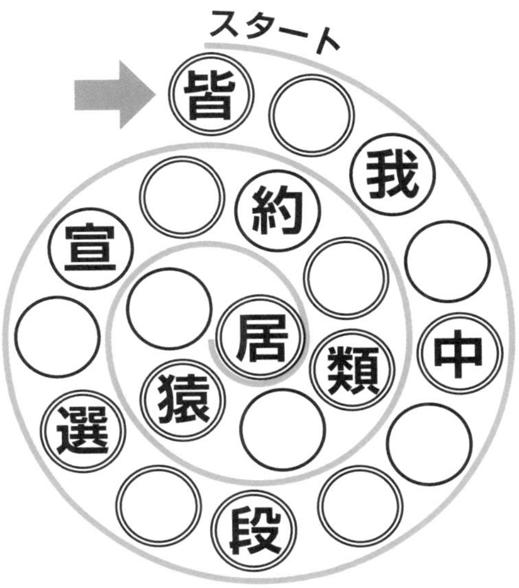

7

リスト：弟 番 接 密 外 野 関 放 書 喜 満 軍 音 蓋

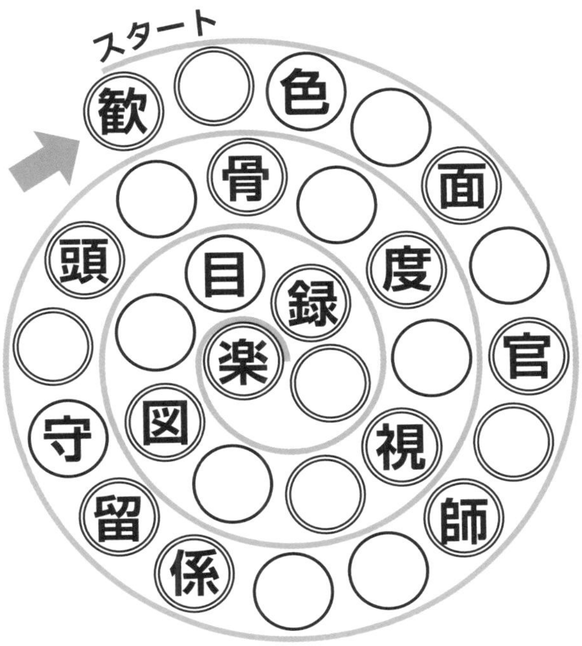

8

リスト：挙 半 態 不 回 帯 選 重 誉 功 合 眼 帰 情

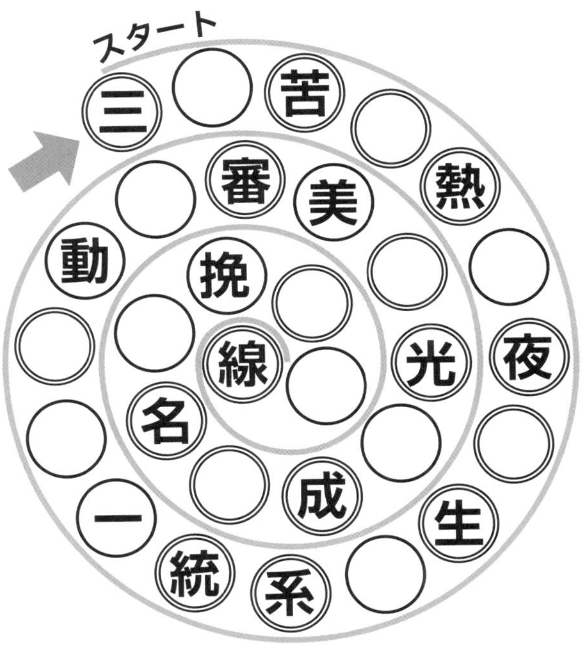

※解答は86ページをご覧ください

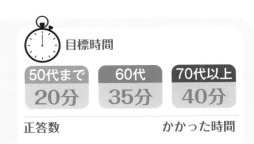

23日目 漢字結び四字熟語

実践日

月　　日

難易度4★★★★☆

Ａ～Ｄ群、Ｅ～Ｈ群の囲みの中にある漢字をそれぞれ１字ずつ、順に結びつけて、合計で24個の四字熟語を作ってください。Ａ～Ｄ群、Ｅ～Ｈ群の漢字は１回ずつ、すべて用います。解答は順不同です。

A群		B群		C群		D群	
黄	一	変	人	工	壮	正	発
因	二	触	心	即	伝	夫	代
起	十	意	果	時	応	心	色
品	傍	行	若	十	転	文	人
創	大	承	束	地	方	報	語
以	天	金	言	三	無	異	結

	A群	B群	C群	D群
❶				
❷				
❸				
❹				
❺				
❻				

	A群	B群	C群	D群
❼				
❽				
❾				
❿				
⓫				
⓬				

解答 ❶～⓬以心伝心・一触即発・因果応報・黄金時代・起承転結・十人十色・創意工夫・大言壮語・天変地異・二束三文・品行方正・傍若無人

脳活ポイント

ひらめきと直感力が磨かれる

漢字一つひとつを見ると、さまざまな熟語が浮かんでくると思いますが、それぞれを関連付けて熟語にするには、ひらめきが不可欠です。パッと見てどれとどれが結びつきそうか、直感力を磨きましょう。

目標時間

50代まで	60代	70代以上
15分	25分	30分

正答数　／24問　　かかった時間　分

E群		F群		G群		H群	
酒	四	和	里	絶	迅	然	尽
疾	付	機	池	無	下	林	同
理	後	路	面	大	錯	達	誤
危	五	風	意	雷	一	髪	命
時	縦	代	体	霧	整	歌	事
絶	上	横	生	肉	楚	中	雷

	E群	F群	G群	H群
⑬				
⑭				
⑮				
⑯				
⑰				
⑱				

	E群	F群	G群	H群
⑲				
⑳				
㉑				
㉒				
㉓				
㉔				

解答　⑬〜㉔酒池肉林・上意下達・危機一髪・絶体絶命・五里霧中・疾風迅雷・四面楚歌・付和雷同・理路整然・時代錯誤・縦横無尽・後生大事

24日目 漢字テーマパーク

実践日

月　日

難易度④★★★★☆

この漢字テーマパークでは大きなテーマ(題材)が４つあり、そのテーマに当てはまる言葉を漢字で答える問題が６つ用意されています。答えの漢字は、上のリストにすべて１個ずつ表示されています。

テーマ：大相撲

①～⑥のリスト

両 秋 表 番 賞 国 俵
四 名 館 土 国 楽 股
付 金 技 千 懸

①力士が戦う場所
➡ □□

②勝利した力士に授与される報酬
➡ □□□

③相撲興行の最終日
➡ □□□

④相撲における力士の名前
➡ □□□

⑤相撲における力士の順位表
➡ □□□

⑥残った漢字でできる言葉は？
➡ □□□□□

テーマ：観光地

⑦～⑫のリスト

士 伊 四 六 十 万 富
寺 天 水 神 勢 園 山
宮 閣 兼 川 清 通

⑦京都府にある名所で、ことわざにも使われている
➡ □□□

⑧大阪府にある展望塔で、初代はエッフェル塔がモデルになっている
➡ □□□

⑨石川県にある四季折々の草花が植えられている名所
➡ □□□

⑩静岡県から山梨県にまたがる日本一高い山
➡ □□□

⑪高知県を流れる大河。日本三大清流としても有名
➡ □□□□

⑫残った漢字でできる言葉は？
➡ □□□□

解答 ①土俵、②懸賞金、③千秋楽、④四股名、⑤番付表、⑥両国国技館
⑦清水寺、⑧通天閣、⑨兼六園、⑩富士山、⑪四万十川、⑫伊勢神宮

脳活ポイント

認知力や推理力を磨く

大きなテーマから連想して当てはまる熟語を考えることで、認知力や推理力が養われます。言語脳も刺激され、語彙力や想起力も大いに鍛えられると考えられます。

目標時間

50代まで	60代	70代以上
15分	25分	35分

正答数 ／24問　かかった時間 分

テーマ：商店街

⑬〜⑱のリスト

容 者 真 天 呉 場 館
店 院 屋 百 国 駐 行
写 八 車 服 美 歩

⑬ スタジオを持ち、客の注文に合わせて撮影する店

➡ □□□

⑭ 季節の野菜や果物を売る店

➡ □□□

⑮ 着物や振り袖、和装小物などを取り扱っている店

➡ □□□

⑯ 髪をカットしたり、染めたりできる店

➡ □□□

⑰ 人が自由に行き来できるようにする交通規制

➡ □□□□□

⑱ 残った漢字でできる言葉は？

➡ □□□

テーマ：結婚

⑲〜㉔のリスト

輪 嫁 招 装 結 儀 偶
待 花 換 納 衣 指 祝
者 配 交 状 袋

⑲ 婚姻が成立するしるしに金品を交換すること

➡ □□

⑳ 夫や妻のこと

➡ □□□

㉑ 挙式に出席して欲しいことを知らせる書状

➡ □□□

㉒ 結婚の祝いや心づけとして金銭を入れるための封筒

➡ □□□

㉓ ウエディングドレスや白無垢など新婦が着る服

➡ □□□□

㉔ 残った漢字でできる言葉は？

➡ □□□□

解答　⑬写真館、⑭八百屋、⑮呉服店、⑯美容院、⑰歩行者天国、⑱駐車場、⑲結納、⑳配偶者、㉑招待状、㉒祝儀袋、㉓花嫁衣装、㉔指輪交換

25日目 チラリ四字熟語

実践日

月　日

難易度③★★★☆☆

各問、漢字が４個バラバラに並んでいますが、漢字の一部分しか見えていません。それぞれの漢字を推測し、四字熟語になるよう並べ替えてください。各ページのリストにある36文字の漢字が使われています。

❶〜❾のリスト

	歩	哀	雲	大	崖	手	杓	必	常	楽	独	食
	断	諸	芸	暗	子	無	怒	渾	規	低	先	壁
	然	独	無	迷	勝	一	定	体	喜	行	絶	立

❶
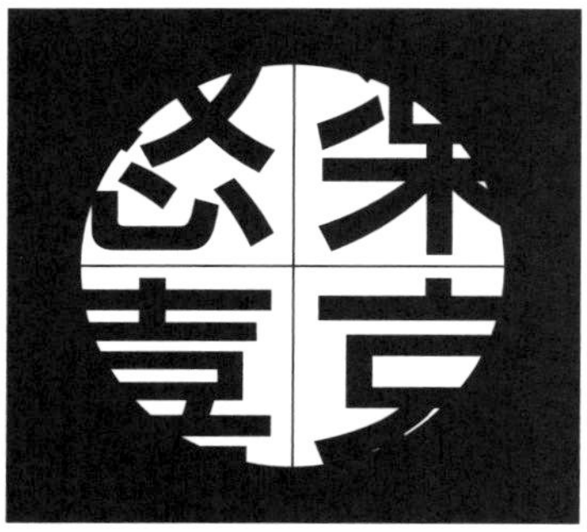
答え

❷
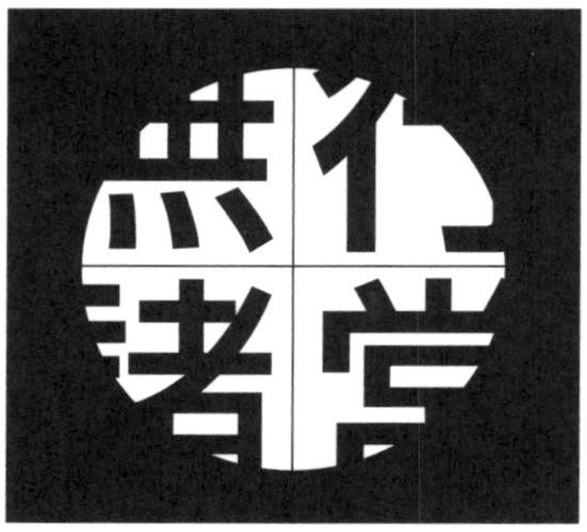
答え

❸

答え

❹
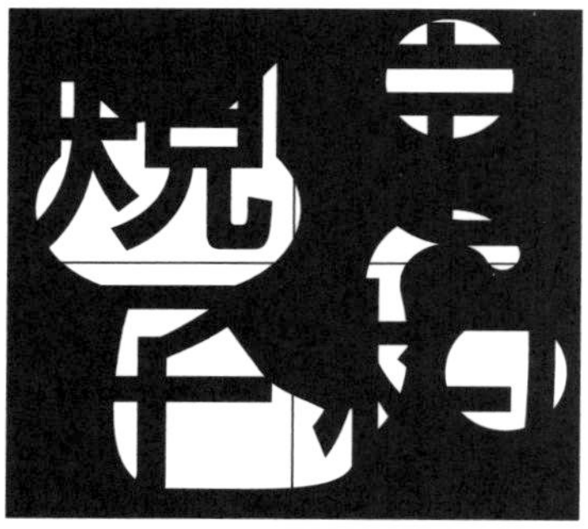
答え

❺
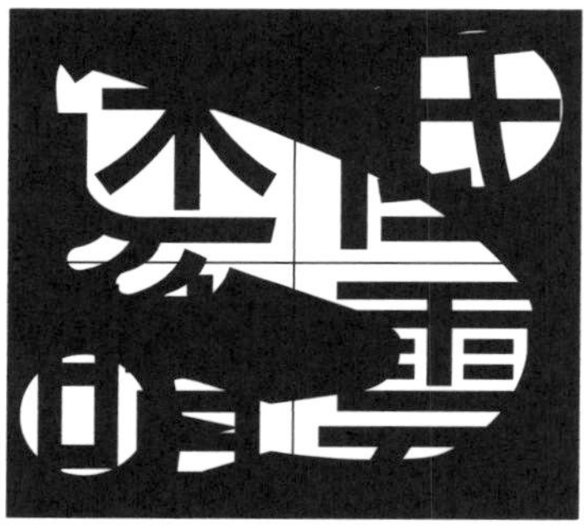
答え

❻
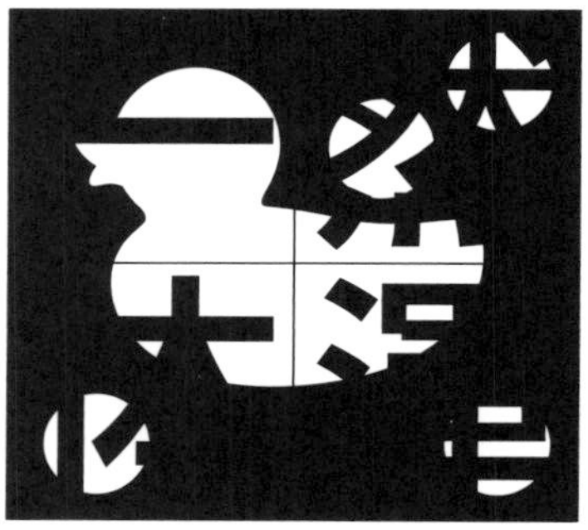 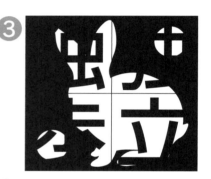
答え

❼
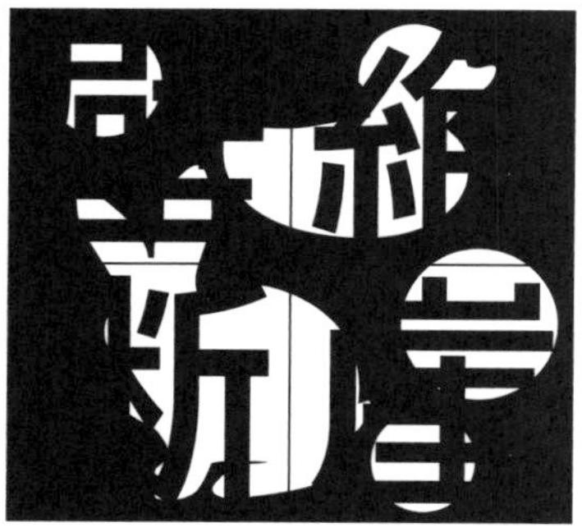
答え

❽
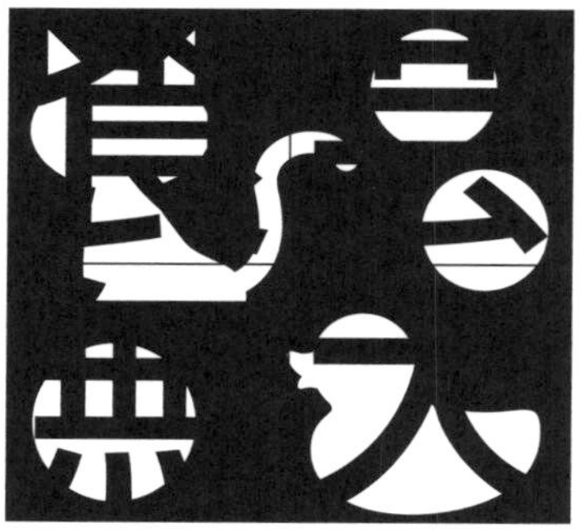
答え

❾
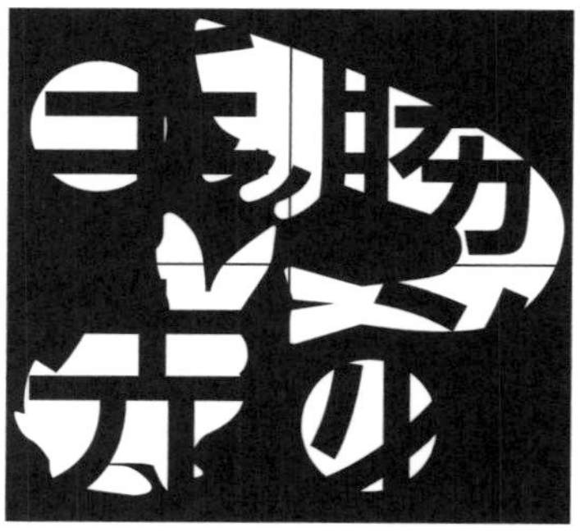
答え

解答 ❶喜怒哀楽、❷諸行無常、❸独立独歩、❹杓子定規、❺暗雲低迷、❻渾然一体、❼断崖絶壁、❽無芸大食、❾先手必勝

脳活ポイント

想起力やイメージ力を鍛錬

穴からチラリと見えている４つの漢字から全体を推測することで、脳のイメージ力や想起力が鍛えられます。また、注意力や推理力、直感力を養うこともできると考えられます。

目標時間

50代まで	60代	70代以上
20分	25分	30分

正答数 ／18問

かかった時間 分

⑩～⑱のリスト

衷	唐	視	天	洋	楽	倹	平	夜	眈	折	花
極	青	日	鳥	大	泰	荒	素	浄	白	自	無
和	虎	約	月	土	下	質	天	郎	眈	稽	風

⑩
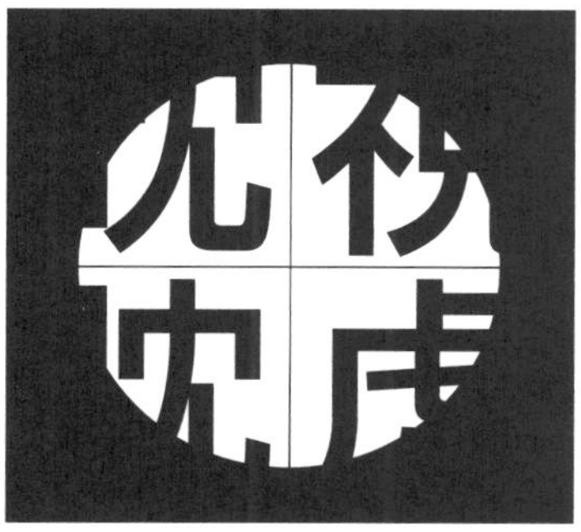

答え □□□□

⑪
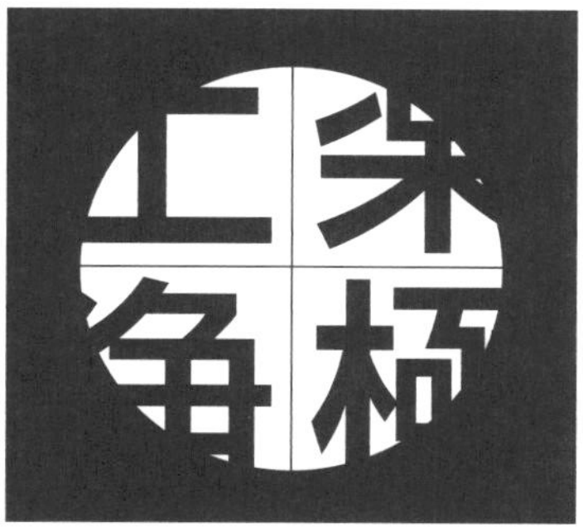

答え □□□□

⑫
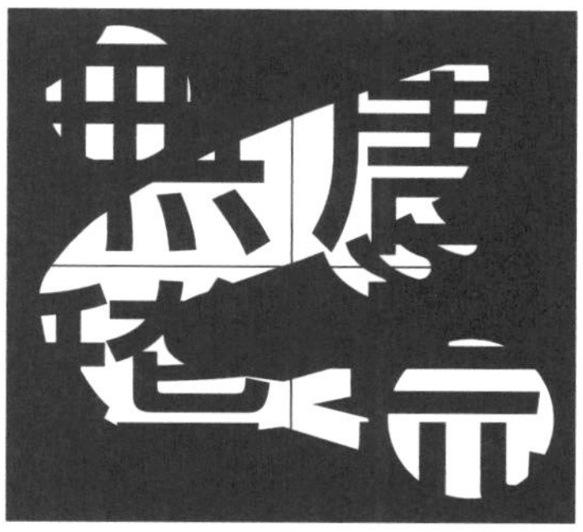

答え □□□□

⑬
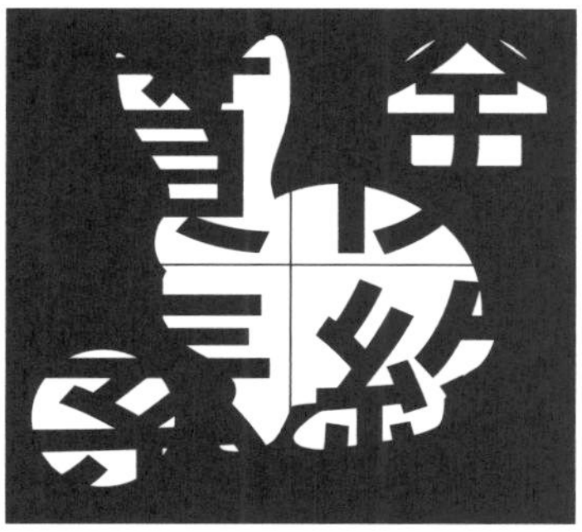

答え □□□□

⑭
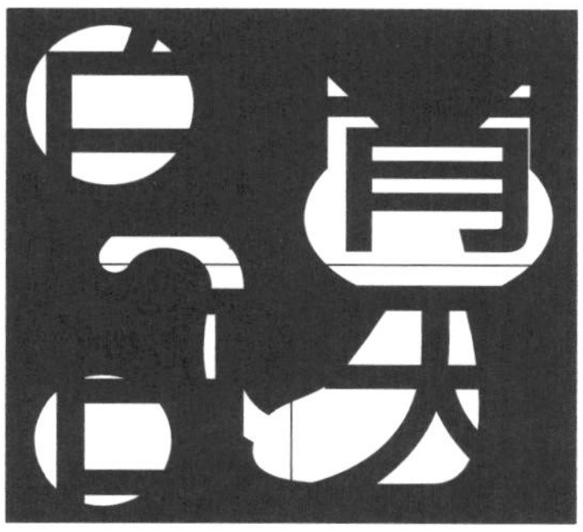

答え □□□□

⑮
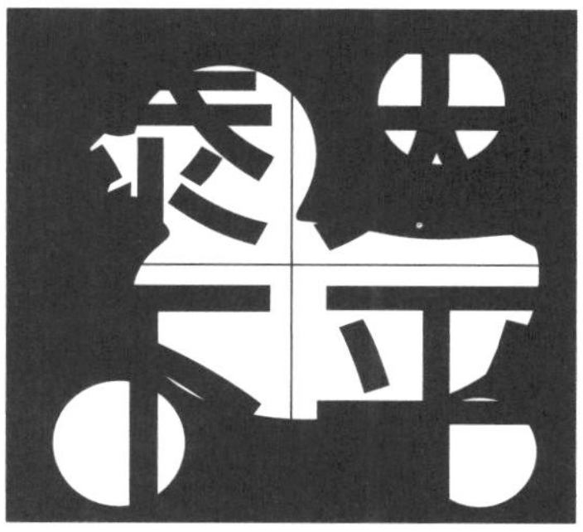

答え □□□□

⑯
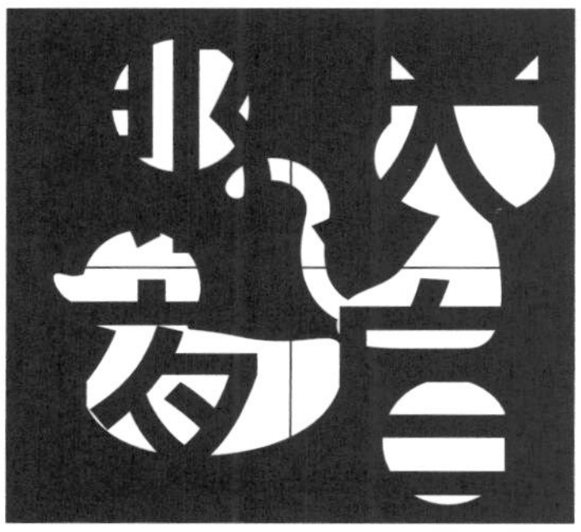

答え □□□□

⑰
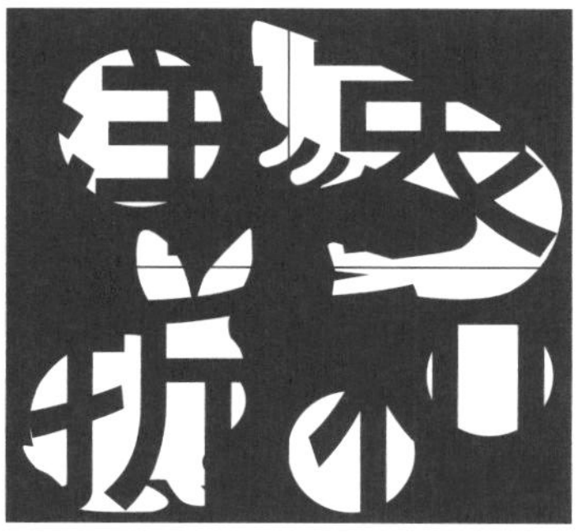

答え □□□□

⑱
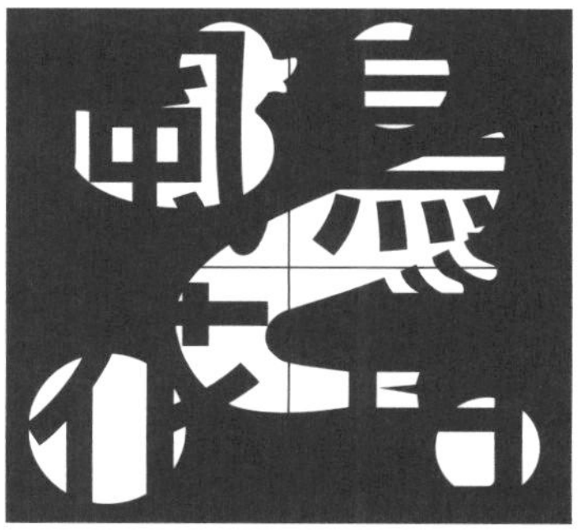

答え □□□□

解答 ⑩虎視眈眈、⑪極楽浄土、⑫荒唐無稽、⑬質素倹約、⑭青天白日、⑮天下泰平、⑯夜郎自大、⑰和洋折衷、⑱花鳥風月

26日目 バラバラ三字熟語

実践日

月　日

難易度③★★★☆☆

各問、三字熟語の漢字が部分ごとにバラバラに分解された形で提示されています。分解された各パーツを頭の中で組み合わせて、もとの三字熟語が何だったか解答欄に書き入れてください。

①
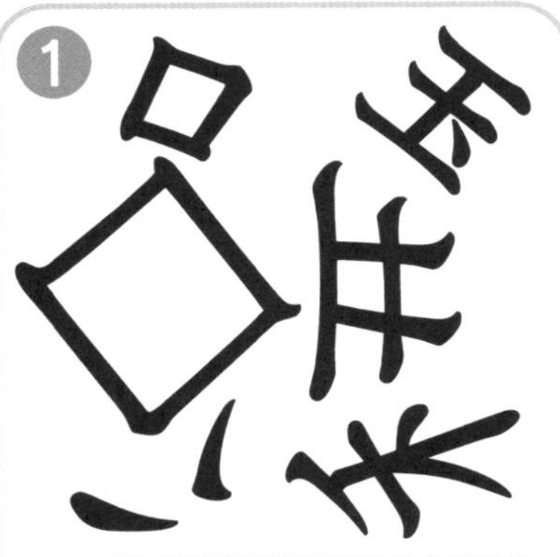
答え

②
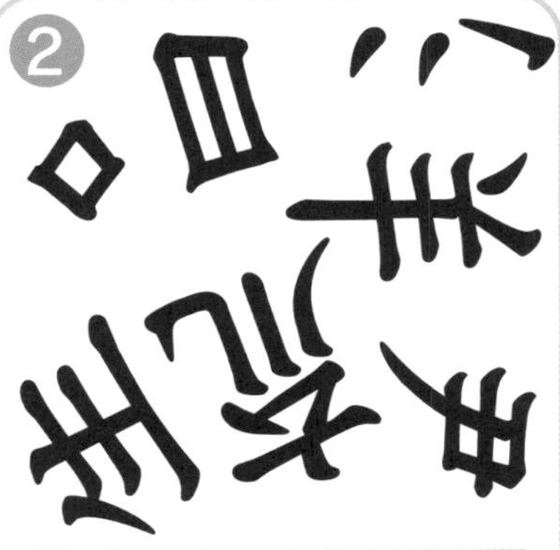
答え

③
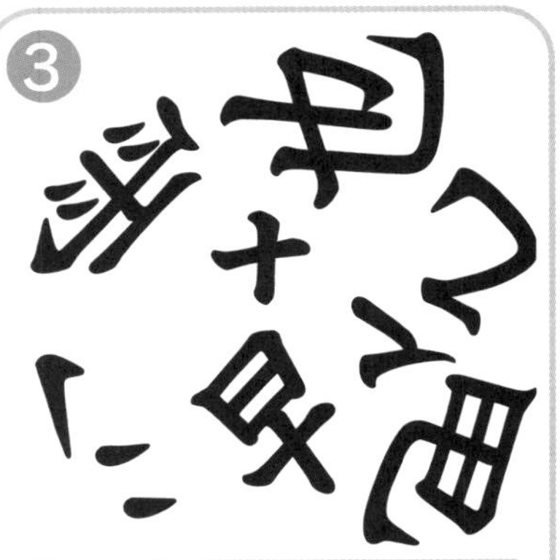
答え

④
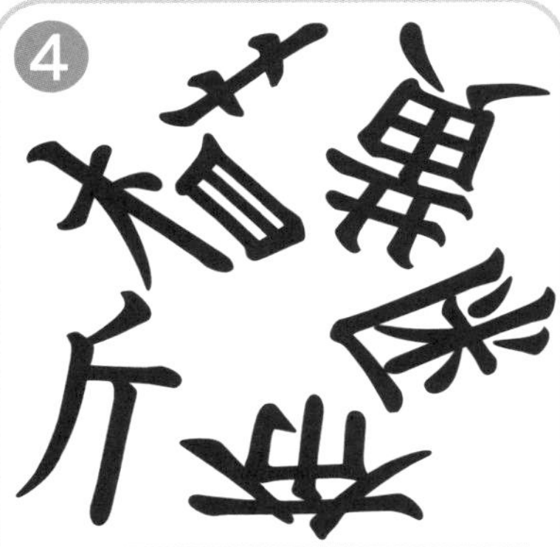
答え

⑤
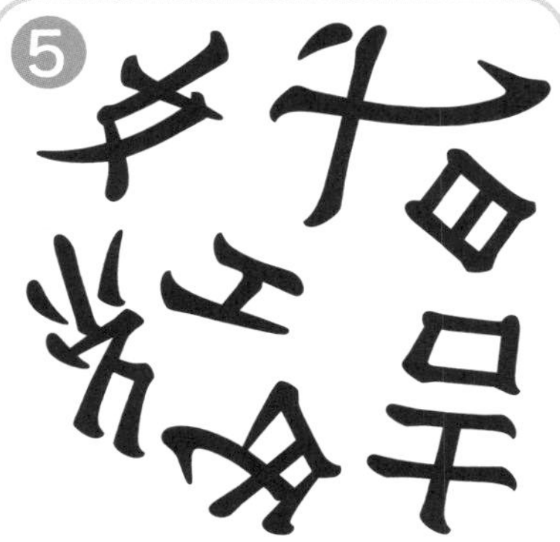
答え

⑥
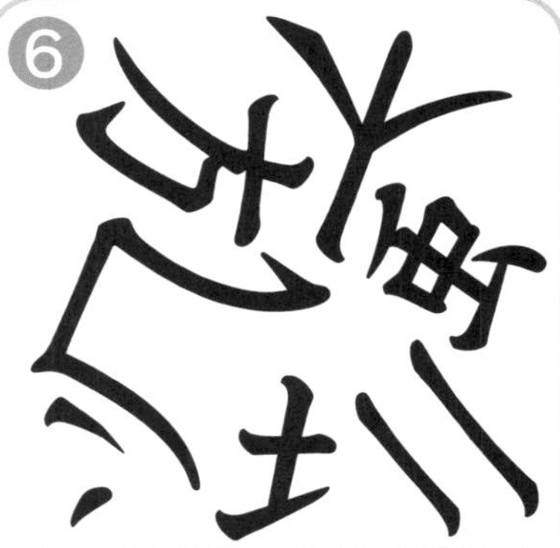
答え

⑦
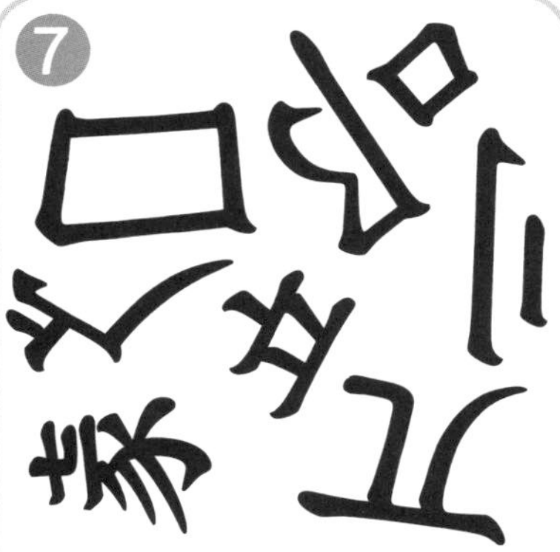
答え

⑧
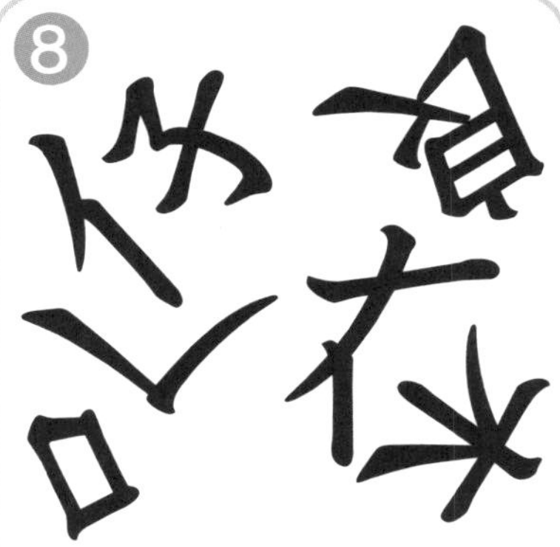
答え

⑨
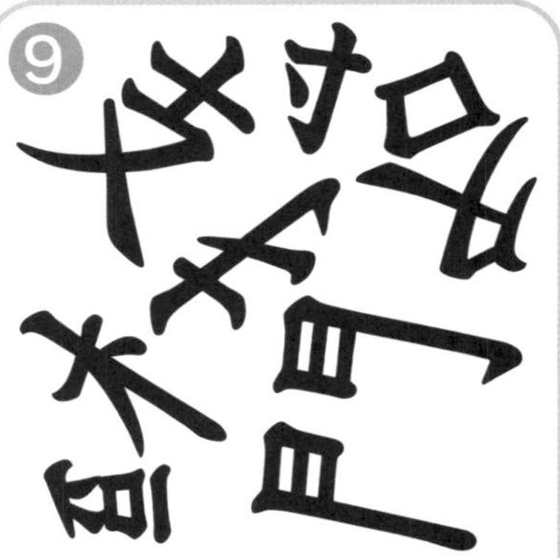
答え

解答 ❶共和国、❷流星群、❸乾電池、❹横断幕、❺結婚式、❻風来坊、❼西部劇、❽保存食、❾格闘技

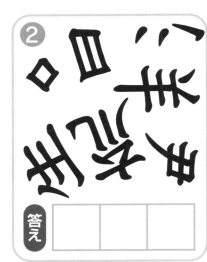

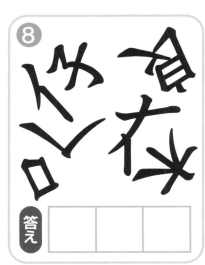

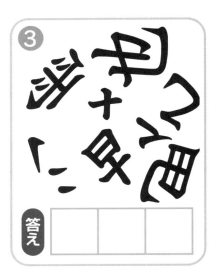

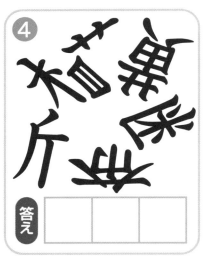

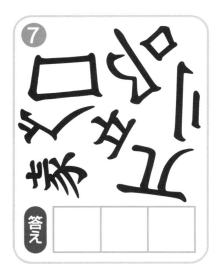

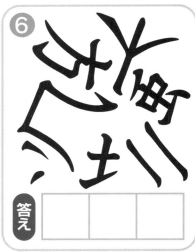

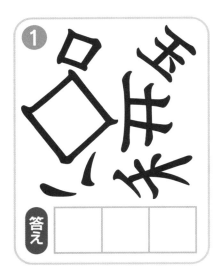

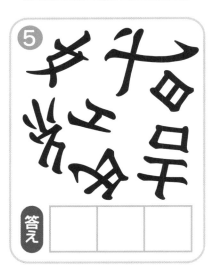

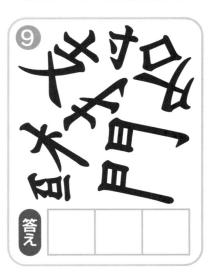

脳活ポイント

直感力と識別力を養う

バラバラに分解された３つの漢字のパーツからもとの漢字を読み取る直感力や識別力に加え、新たに組み合わせて三字熟語を考える想起力や発想力が同時に鍛えられます。

目標時間

50代まで	60代	70代以上
20分	30分	40分

正答数 ／18問

かかった時間 分

⑩
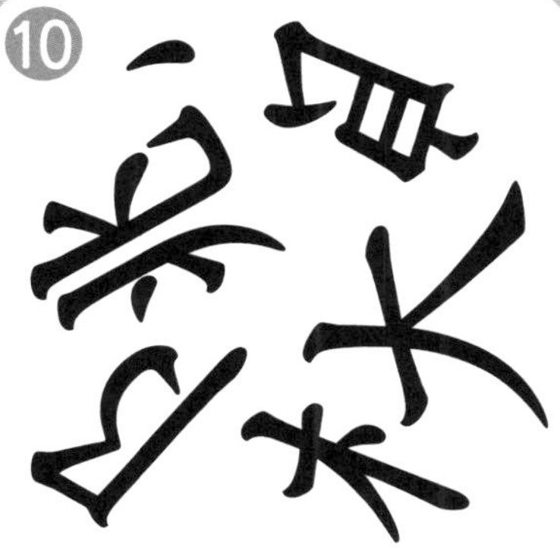
答え

⑪
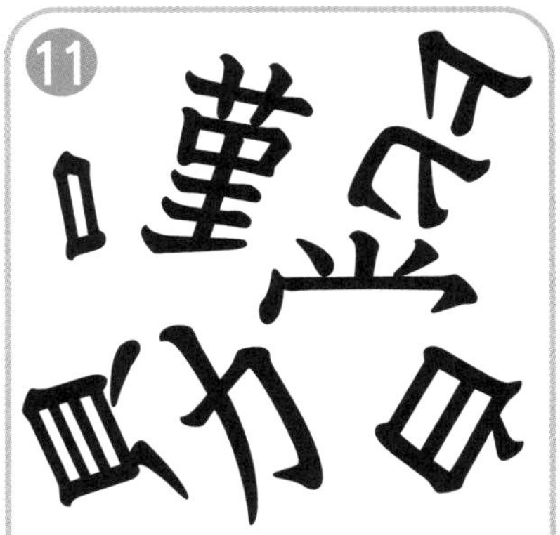
答え

⑫
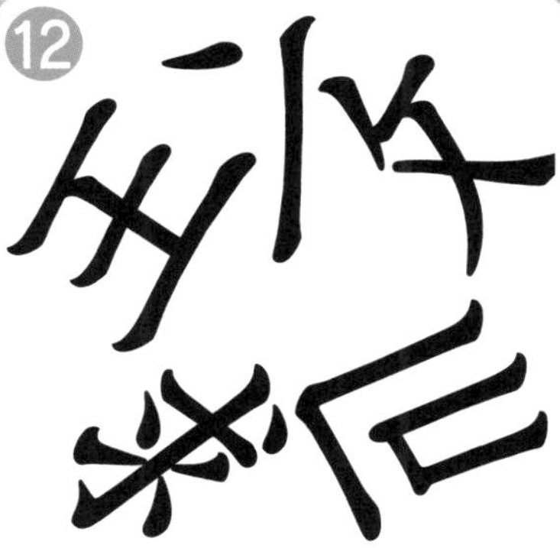
答え

⑬
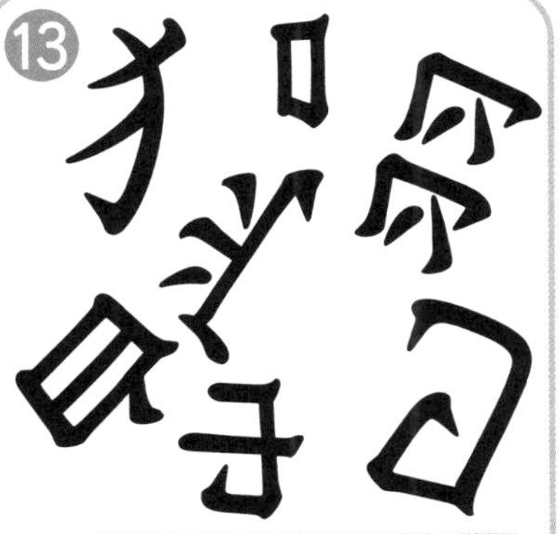
答え

⑭
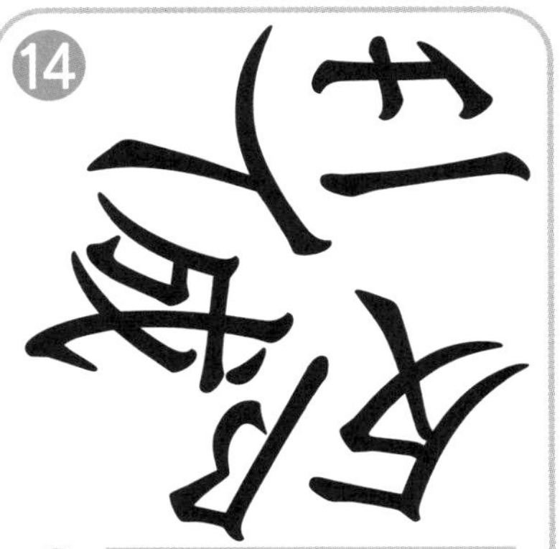
答え

⑮
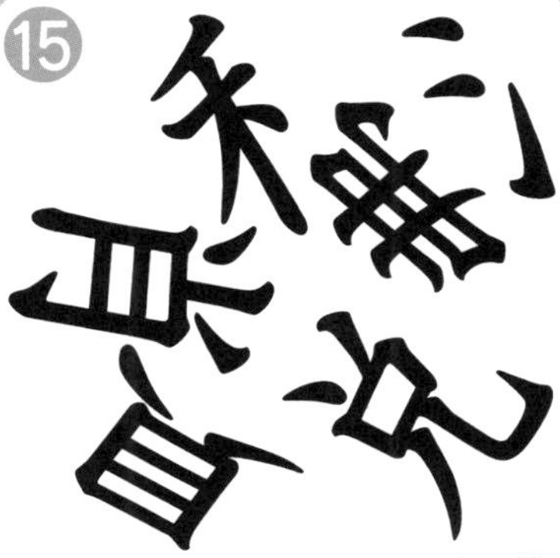
答え

⑯
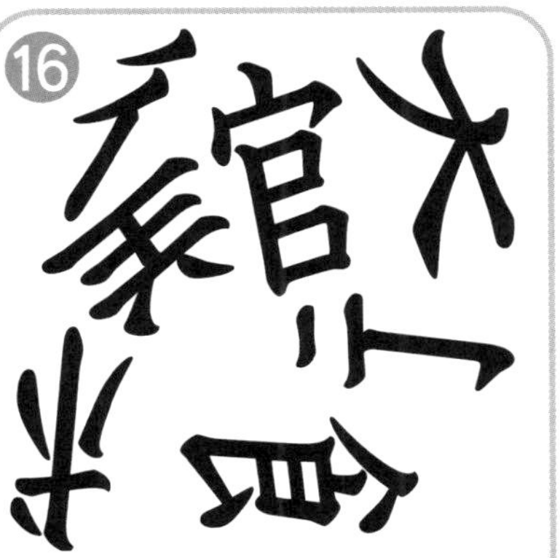
答え

⑰
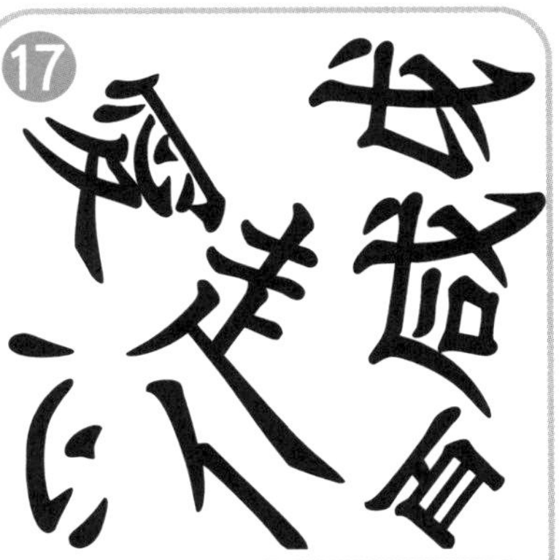
答え

⑱
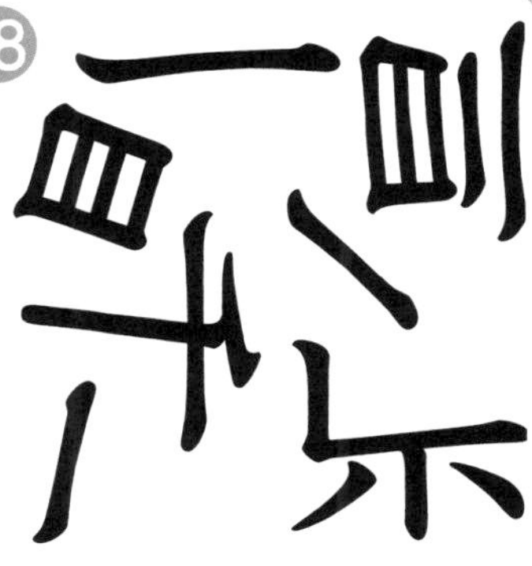
答え

解答 ⑩桃太郎、⑪皆勤賞、⑫救世主、⑬常習犯、⑭大阪城、⑮消費税、⑯美術館、⑰優越感、⑱三重県

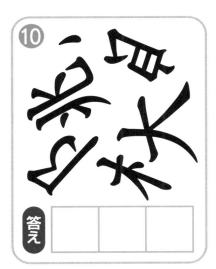

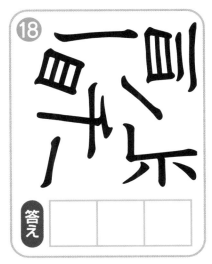

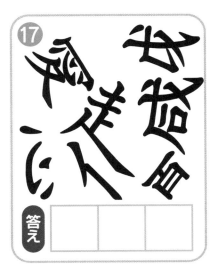

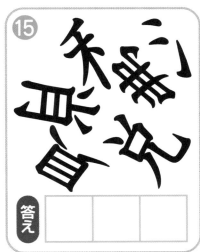

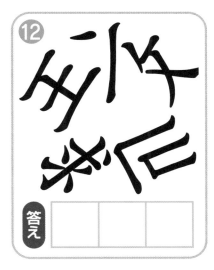

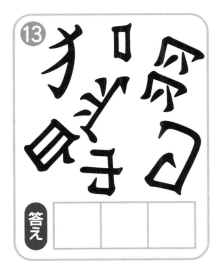

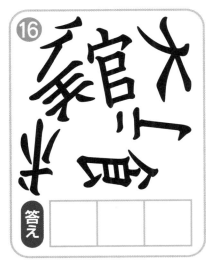

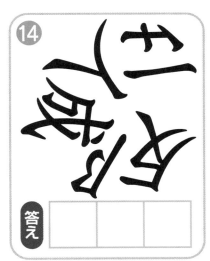

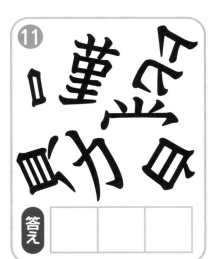

27日目 音訓変換漢字

実践日

月　日

難易度❸★★★☆☆

Ａと Ｃの①～⑧は訓読みの熟語が音読みで、Ｂと Ｄの①～⑧は音読みの熟語が訓読みで書かれています。それぞれの読み方を正しく変換して、もとの熟語を答えてください。使う漢字はリストから選びましょう。

ＡＢのリスト

体　青　街　得　友　極　手　雪　菜　汁　親
淡　壁　横　裏　鏡　顔　大　庭　道　墨　月
根　面　度　山　猿　犬　玉　歯　程　毛

Ａ 訓読みの熟語を書く

① せいさい
ヒント コマツナ、ホウレンソウ……

② がつきょく
ヒント 駐車場

③ りてい
ヒント 小さな花壇がピッタリ

④ おうがん
ヒント 人のある一面

⑤ たんせつ
ヒント はかなく消えます

⑥ しゅきょう
ヒント お化粧直し

⑦ さんえん
ヒント 運動神経が抜群

⑧ もうぎょく
ヒント セーターにいっぱい

Ｂ 音読みの熟語を書く

① かべおもて
ヒント 建物の一部

② おおね
ヒント 冬においしい野菜

③ からだえ
ヒント 完全に身に付けた

④ まちみち
ヒント 宿場

⑤ すみしる
ヒント 手間いらず

⑥ おやとも
ヒント 大切な存在

⑦ ほどたび
ヒント レベル

⑧ いぬは
ヒント 糸を切る

解答 Ａ①青菜、②月極、③裏庭、④横顔、⑤淡雪、⑥手鏡、⑦山猿、⑧毛玉
Ｂ①壁面、②大根、③体得、④街道、⑤墨汁、⑥親友、⑦程度、⑧犬歯

脳活ポイント

推理力と認知力を磨く！

音読みは訓読みに、訓読みは音読みに変換してから正しい熟語を導き出すため、推理力が大いに向上します。また、認知力や想起力、語彙力も強まると考えられます。

目標時間

50代まで	60代	70代以上
20分	30分	40分

正答数　／32問

かかった時間　分

C D のリスト

夏　手　声　昼　表　足　紙　要　中　女　人
軽　夜　夫　正　桜　常　寝　色　房　丈　体
札　的　初　大　根　心　腹　菜　酒　雪

C 訓読みの熟語を書く

① せいしょく □□
ヒント ○○を変えて話す

② ちゅうしん □□
ヒント 午後の休憩

③ そくけい □□
ヒント 戦国の雑兵

④ やおう □□
ヒント ライトアップで宴会

⑤ じょうか □□
ヒント ○○の島・ハワイ

⑥ しゅし □□
ヒント ポストに投函

⑦ しょせつ □□
ヒント いよいよ冬

⑧ たいしゅ □□
ヒント 飲みすぎ注意

D 音読みの熟語を書く

① おもてふだ □□
ヒント 名前を書きます

② まとなか □□
ヒント 当たり！

③ おんなふさ □□
ヒント 野球ではキャッチャー

④ かなめひと □□
ヒント 政府の○○、○○の警護

⑤ たけおっと □□
ヒント 体だけは○○です

⑥ まさからだ □□
ヒント ついにバレた！

⑦ ねな □□
ヒント ダイコンやニンジン

⑧ はらこころ □□
ヒント 全幅の信頼

解答
C ①声色、②昼寝、③足軽、④夜桜、⑤常夏、⑥手紙、⑦初雪、⑧大酒
D ①表札、②的中、③女房、④要人、⑤丈夫、⑥正体、⑦根菜、⑧腹心

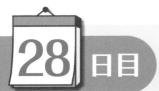

28日目 迷路で言葉クイズ

実践日

月　　日

難易度5★★★★★

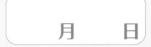

各マスに書かれたひらがながそれぞれつながって１つの文章になるよう、■のマスを除くすべてのマスを１度だけ通ってスタートからゴールに向かいます。できあがった文章が示す漢字２字を答えてください。

①

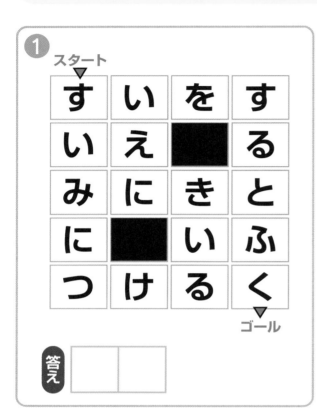

スタート：1行目の左から1番目（す）　ゴール：5行目の左から4番目（く）

す	い	を	す
い	え	■	る
み	に	き	と
に	■	い	ふ
つ	け	る	く

答え

②

スタート：1行目の左から3番目（ね）　ゴール：5行目の左から3番目（と）

ん	で	ね	る
き	に	え	ま
を	■	く	す
け	く	ら	る
し	て	と	こ

答え

③

スタート：1行目の左から2番目（が）　ゴール：5行目の左から3番目（た）

っ	が	も	じ
こ	う	で	や
く	か	を	ず
た	つ	か	う
め	に	た	い

答え

④

スタート：1行目の左から2番目（さ）　ゴール：5行目の左から4番目（ぐ）

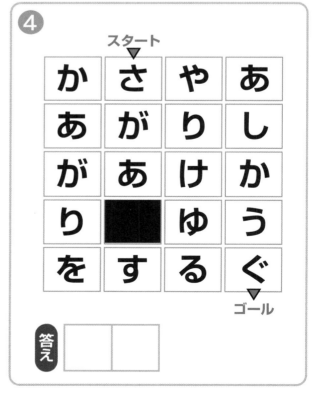

か	さ	や	あ
あ	が	り	し
が	あ	け	か
り	■	ゆ	う
を	す	る	ぐ

答え

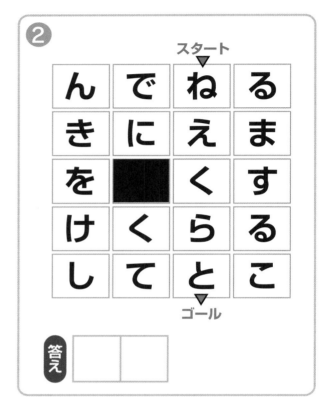

脳活ポイント

読解力が試され強まる

ひらがなで何が書かれているかを認識しながら進んでいくのに、読解力が必要になります。加えて、うまく文がつながるようにするにはどうすればいいのか、限られた時間内での思考力が試されます。

目標時間

50代まで	60代	70代以上
30分	40分	50分

正答数 ／8問　かかった時間 分

⑤

スタート：1列目上（が）　ゴール：1列目下（と）

が	く	に	い
い	こ	■	っ
き	ん	べ	て
ょ	う	す	■
と	こ	る	■

答え □□

⑥

スタート：3列目上（ひ）　ゴール：2列目下（び）

と	び	ひ	と
く	ゆ	し	さ
す	り	ゆ	び
た	れ	ま	に
ゆ	び	さ	は

答え □□

⑦

スタート：4列目上（と）　ゴール：1列目下（う）

を	ん	う	と
ふ	け	き	ょ
く	わ	が	う
む	ち	な	と
う	ほ	か	や

答え □□

⑧

スタート：2列目上（て）　ゴール：3列目下（ん）

の	て	は	め
ゆ	び	に	る
い	け	ん	え
の	し	ょ	く
そ	う	ん	ひ

答え □□

※解答は86～87ページをご覧ください

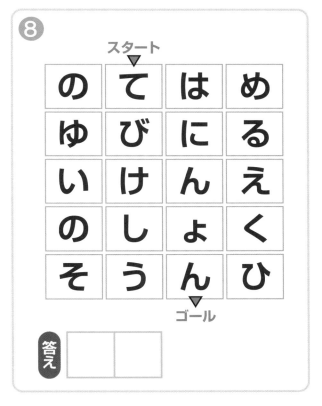

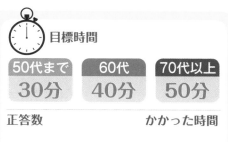

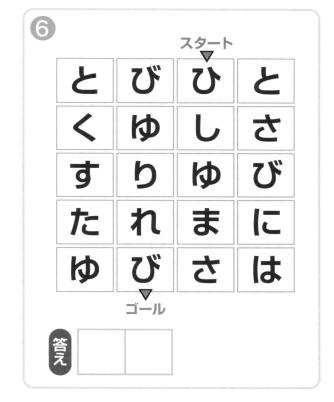

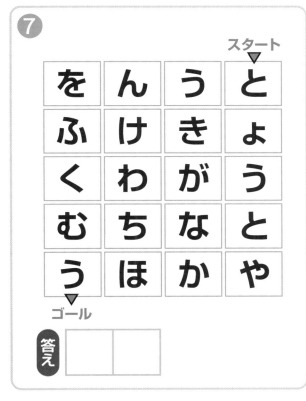

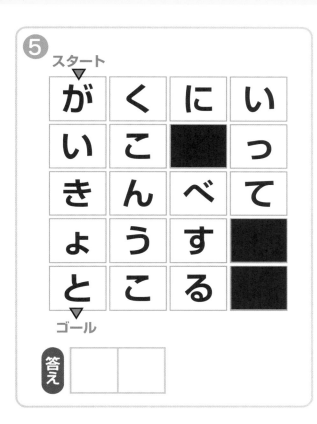

29日目 漢字画数計算パズル

実践日

月　日

難易度4★★★★☆

各問、それぞれの漢字の画数を数え、頭の中で数字に置き換えて計算式に当てはめ計算してください。漢数字も画数に置き換えて計算をします。画数はできるだけメモしないで暗算で計算を行いましょう。

❶ 竺＋章－庄＋峡＋来＝

❷ 泌＋再－起－夫＋叱＝

❸ 穴＋茨－杓－供＋農＝

❹ 同－約＋乃－飲＋者＝

❺ 吟－便＋沸＋午－両＝

❻ 券－杢＋院＋変－与＋卒＝

❼ 仇＋度＋着＋氷－返－柄＝

❽ 県－弐＋三－朋－重＋完＝

❾ 綿＋区－告＋科＋八－召＝

❿ 図－能＋有－並＋盆＋社＝

解答 ❶8＋11－6＋9＋7＝29、❷8＋6－10－4＋5＝5、❸5＋9－7－8＋13＝12、❹6－9＋2－12＋8＝－5、❺7－9＋8＋4－6＝4、❻8－7＋10＋9－3＋8＝25、❼4＋9＋12＋5－7－9＝14、❽9－6＋3－8－9＋7＝－4、❾14＋4－7＋9＋2－5＝17、❿7－10＋6－8＋9＋8＝12

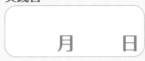

脳活ポイント

記銘力・想起力が大幅アップ！

漢字の画数を覚えつつ、暗算で計算を行うというデュアルタスク（二重課題）で、脳の司令塔「前頭前野」や海馬の強化が期待できます。記銘力・想起力の向上に役立つでしょう。

目標時間

50代まで	60代	70代以上
20分	30分	40分

正答数 ／20問

かかった時間 分

⑪ 匆＋胆－余＋帰－苔＝□

⑫ 刃＋旺－僧－写＋勅＝□

⑬ 逆－陽＋私＋姿－十＝□

⑭ 涓＋弘＋票－侮＋城＝□

⑮ 改＋軍＋汐－最－双＝□

⑯ 故－仁＋坐－叔＋尖＋俗＝□

⑰ 然＋任－肖＋幽－尾＋皮＝□

⑱ 四＋活＋国＋徳－門－不＝□

⑲ 争－茎＋狐－詞＋官＋巾＝□

⑳ 昏＋差－牝＋思＋弁－奉＝□

解答 ⑪4＋9－7＋10－8＝8、⑫3＋8－13－5＋9＝2、⑬9－12＋7＋9－2＝11、⑭8＋5＋11－8＋9＝25、⑮7＋9＋6－12－4＝6、⑯9－4＋7－8＋6＋9＝19、⑰12＋6－7＋9－7＋5＝18、⑱5＋9＋8＋14－8－4＝24、⑲6－8＋9－12＋8＋3＝6、⑳8＋10－6＋9＋5－8＝18

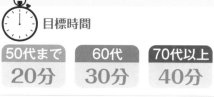

30日目

漢字ジグザグクロス

実践日

月　日

難易度⑤★★★★★

リストの熟語を使って空白のマスを埋め、A～Hのマスの漢字で三字熟語、四字熟語を作ってください。各熟語の１文字めは数字のマスに、２文字め以降は１つ前の文字と上下左右に隣接するマスに入ります。

①

答え

A	B	C

1 喫	B	2 店		3 天		
4 健					5 座	
6 愛		7 断		8 進		
9 苦		10 深		11 金	12 方	
		A				13 式
14 日				15 百	C	
	16 一					

リスト

1 喫茶店
2 店頭販売
3 天井桟敷
4 健康診断
5 座敷童
6 愛別離苦
7 断熱材
8 進行方向
9 苦節十年
10 深山幽谷
11 金平糖
12 方程式
13 式次第
14 日本一
15 百花繚乱
16 一心不乱

②

答え

A	B	C	D

1 二		A		2 竜			3 尾	
4 漢			5 首		6 一			
7 炊			8 磨	9 戸			B	10 太
11 同				12 医				
		13 合			14 小	D		15 氏
16 会			17 看		18 河		19 性	
20 特			C	21 不				
22 大					23 電		24 消	
25 武								

リスト

1 二人羽織
2 竜頭蛇尾
3 尾骶骨
4 漢和辞典
5 首長竜
6 一本調子
7 炊飯器
8 磨製石器
9 戸籍謄本
10 太陽光線
11 同業他社
12 医療観光
13 合成樹脂
14 小市民
15 氏素性
16 会社員
17 看板娘
18 河岸段丘
19 性格俳優
20 特急列車
21 不言実行
22 大八車
23 電光石火
24 消火栓
25 武者修行

脳活ポイント

語彙力と直感力を圧倒的に強化!

数十個の三字熟語・四字熟語が用いられているので、語彙力の鍛錬に役立つとともに、直感力・判断力・思考力が圧倒的に強化されます。初めてだと難しく感じますが、解き方がわかるととても面白いパズルです。

目標時間

50代まで	60代	70代以上
40分	50分	60分

正答数 ／3問　かかった時間 分

❸

答え

A	B	C	D		E	F	G	H

1 三	F		2 千			3 化		4 人		5 西			6 低		
7 体			8 求			9 異		10 毀	C	11 集			12 公		
13 皮			14 渦			15 口	B				16 消		17 合		18 緊
19 植		20 公	A					21 妖							
		22 遊		23 業		24 初		25 絶			26 本			27 和	28 交
29 再					E	30 徹		31 深				32 軽			
	33 発	34 分				35 温	36 法					37 薄		38 団	
39 土						H			40 理						41 一
G	42 厳			43 輻			44 液		45 焼		46 客			47 旅	
48 公				49 綿	50 網								51 資		
52 長					53 空					54 食			D		

リスト

1 三寒四温	10 毀誉褒貶	19 植物繊維	28 交響楽団	37 薄利多売	46 客商売
2 千変万化	11 集中豪雨	20 公共事業	29 再開発	38 団体競技	47 旅行鞄
3 化粧箱	12 公定歩合	21 妖怪変化	30 徹頭徹尾	39 土足厳禁	48 公衆浴場
4 人員募集	13 皮膚移植	22 遊興費	31 深層心理	40 理解不能	49 綿帽子
5 西高東低	14 渦巻鉛筆	23 業界紙	32 軽薄短小	41 一人旅	50 網様体
6 低徊趣味	15 口述筆記	24 初志貫徹	33 発禁処分	42 厳正中立	51 資金援助
7 体感温度	16 消化器	25 絶対評価	34 分不相応	43 輻射加熱	52 長丁場
8 求人広告	17 合格発表	26 本体価格	35 温熱療法	44 液体金属	53 空心菜
9 異口同音	18 緊張緩和	27 和洋折衷	36 法律相談	45 焼肉定食	54 食器棚

※解答は87ページをご覧ください

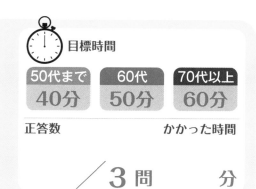

漢字脳活ひらめきパズル⑭ 解答

7日目 うず巻き熟語しりとり

❶

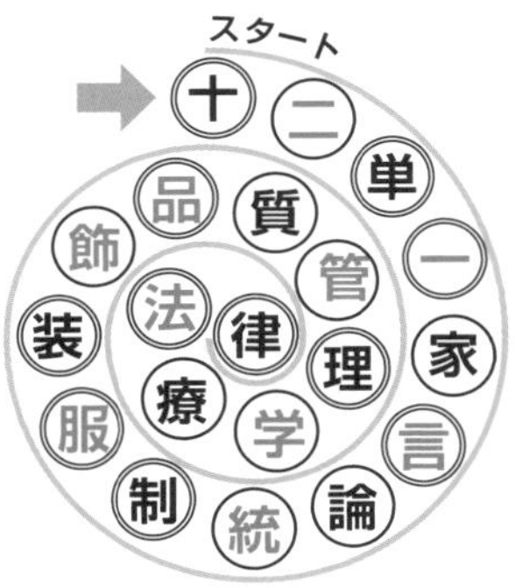

十二単→単一→一家言→
言論統制→制服→服装→
装飾品→品質管理→
理学療法→法律

❷

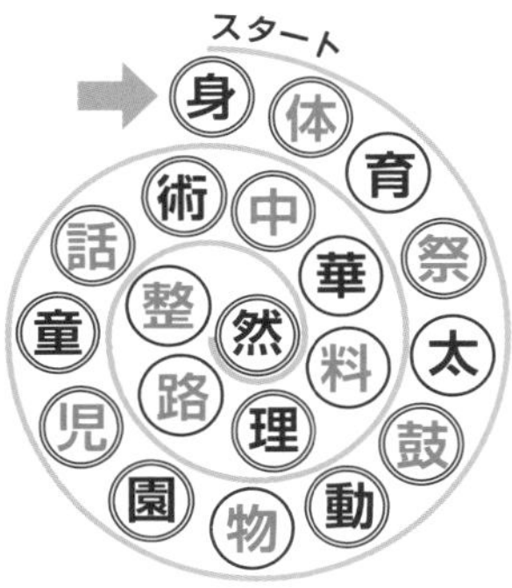

身体→体育祭→祭太鼓→
鼓動→動物園→園児→
児童→童話→話術→術中→
中華料理→理路整然

❸

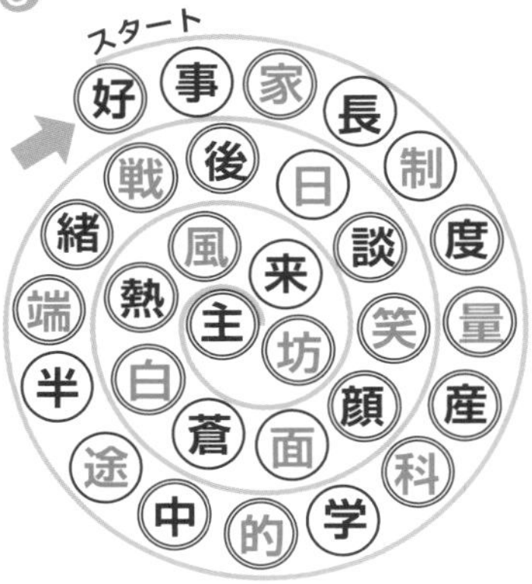

好事家→家長制度→度量→
量産→産科→科学的→的中→
中途半端→端緒→緒戦→戦後→
後日談→談笑→笑顔→
顔面蒼白→白熱→熱風→
風来坊→坊主

❹

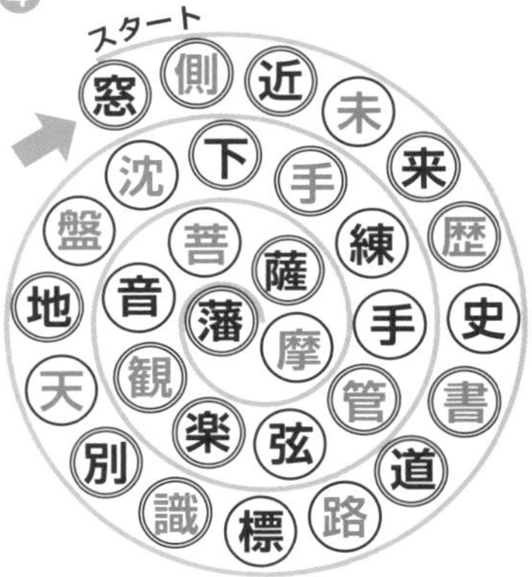

窓側→側近→近未来→来歴→
歴史書→書道→道路標識→
識別→別天地→地盤沈下→
下手→手練手管→管弦楽→
楽観→観音菩薩→薩摩藩

❺

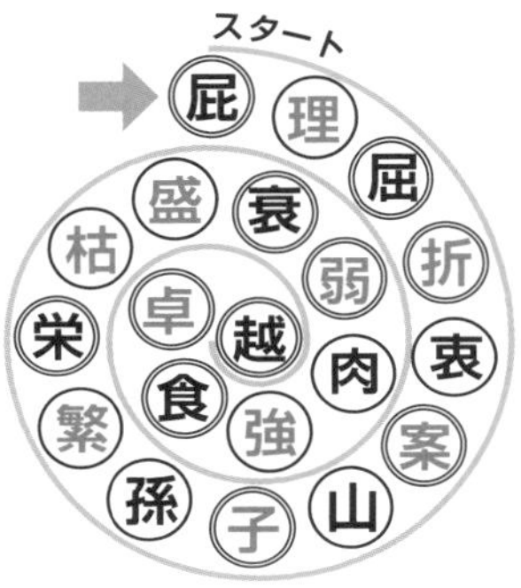

屁理屈→屈折→折衷案→
案山子→子孫繁栄→
栄枯盛衰→衰弱→
弱肉強食→食卓→卓越

❻

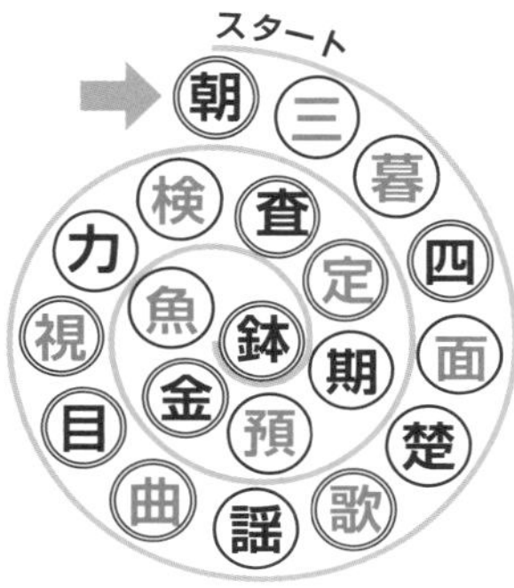

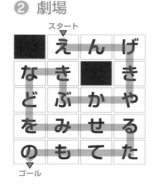

朝三暮四→四面楚歌→
歌謡曲→曲目→目視→
視力検査→査定→
定期預金→金魚鉢

❼

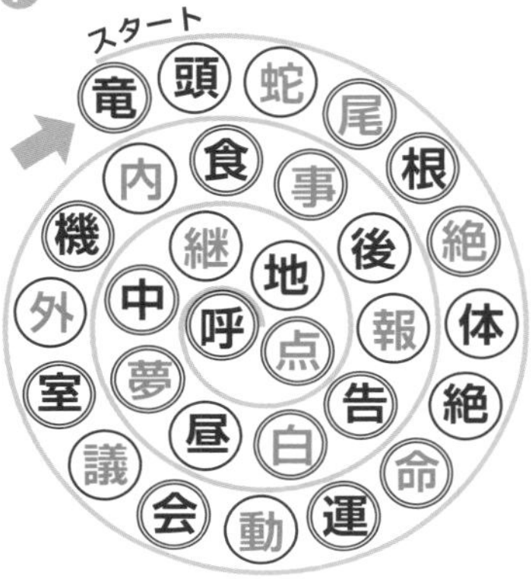

竜頭蛇尾→尾根→根絶→
絶体絶命→命運→運動会→
会議室→室外機→機内食→
食事→事後報告→告白→
白昼夢→夢中→中継地点→点呼

❽

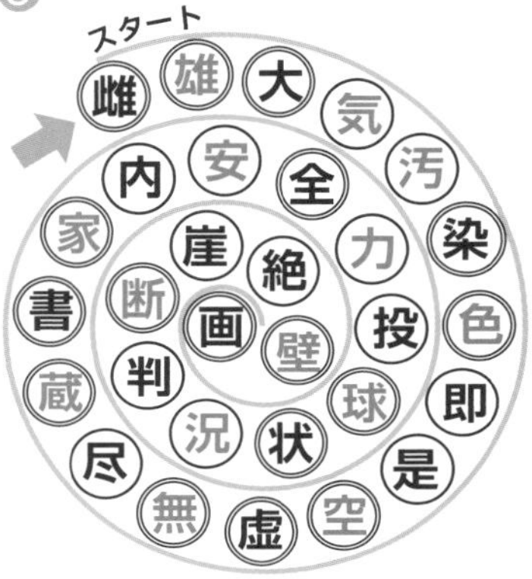

雌雄→雄大→大気汚染→
染色→色即是空→空虚→
虚無→無尽蔵→蔵書→
書家→家内安全→
全力投球→球状→
状況判断→断崖絶壁→壁画

13日目 迷路で言葉クイズ

❶ 洗濯

スタート

つ		よ	う
か	っ	た	ふ
お	た	や	く
る		う	こ
を	あ	ら	と

ゴール

❷ 劇場

スタート

	え	ん	げ
な	き		き
ど	ぶ	か	や
を	み	せ	る
の	も	て	た

ゴール

❸ 牛乳

スタート

う	し	の	ち
え	い	ろ	ち
き		し	を
た	で	る	し
い	と	る	ぼ

ゴール

❹ 初夢

スタート

た	い	い	ち
ち	つ	つ	が
か	よ	る	に
ふ	の	る	み
つ	か	ゆ	め

ゴール

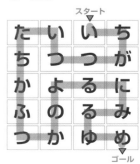

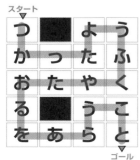

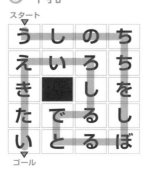

その他のドリルの解答は各ページの下欄に記載しています。

⑤ 乳歯

スタート▼（1列目）

せ	ら	く	し
い	ば	■	て
ご	し	ら	か
の	も	は	え
は	ど	こ	る

ゴール▼（1列目）

⑥ 砂糖

スタート▼（1列目）

だ	ま	い	ち
い	あ	う	ょ
ど	る	み	■
こ	あ	り	■
ろ	に	ょ	う

ゴール▼（4列目）

⑦ 横綱

スタート▼（1列目）

お	お	こ	う
も	ず	い	の
う	■	さ	ば
の	し	で	ん
り	き	け	づ

ゴール▼（3列目）

⑧ 新聞

スタート▼（4列目）

が	う	ゆ	あ
た	に	と	さ
い	は	よ	み
た	■	る	も
つ	さ	れ	の

ゴール▼（4列目）

15日目 漢字ジグザグクロス

●例題

1国	立	2荘	義
4滅	公	園	主
私	奉	領	主
5日	本	国	3民

① 答え

A	B	C	D
勤	労	感	謝

② 答え

A	B	C	D
紅	葉	前	線

E	F	G	H
文	武	両	道

1平	衡	C感	2臥	薪	嘗	3胆	4暗	黒
5早	朝	覚	6頭	脳	B労	汁	質	物
7皆	既	醒	8無	為	働	9面	会	D謝
10食	日	11夜	郎	自	然	12空	前	絶
堂	車	13実	物	大	14調	剤	15山	後
16永	久	磁	石	17記	念	薬	18高	帽
19時	差	20通	A勤	21救	対	局	22気	圧
形	手	行	23助	命	胴	24衣	25宇	壮
26安	産	祈	願	嘆	住	食	宙	大

1賛	否	G両	2吟	遊	詩	3人	気	4白	紙	5有	名	無	6実	力	主
7卒	業	論	8放	蕩	9鮮	A紅	稼	業	委	10結	婚	式	11正	確	義
12四	捨	文	13素	息	14直	色	15副	担	任	16傍	17工	場	18比	無	19御
20入	五	21海	粒	子	D線	距	22筋	肉	注	若	事	現	丘	尼	国
学	試	23外	旅	行	24厭	離	25軌	H道	射	無	26人	物	27自	B葉	言
28縄	験	柔	内	29乾	布	穢	30正	修	31閑	話	32手	画	然	消	滅
E文	時	代	剛	33公	摩	土	式	名	34屋	休	C前	味	35証	拠	隠
36創	成	期	周	転	擦	37形	容	称	根	題	38化	噌	39友	情	出
40玄	F武	41課	題	図	書	42不	動	詞	43裏	事	44学	反	45応	援	演
46公	岩	47世	界	地	48河	川	明	49異	50空	情	生	服	51趣	旨	説
私	混	52同	音	異	義	敷	王	次	元	53気	分	54屋	台	骨	明

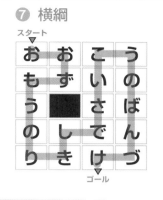

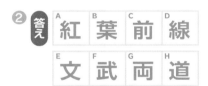

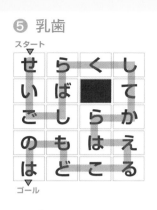

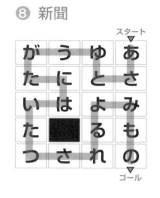

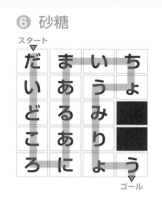

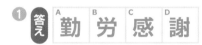

漢字脳活ひらめきパズル⑭ 解答

22日目 うず巻き熟語しりとり

❶

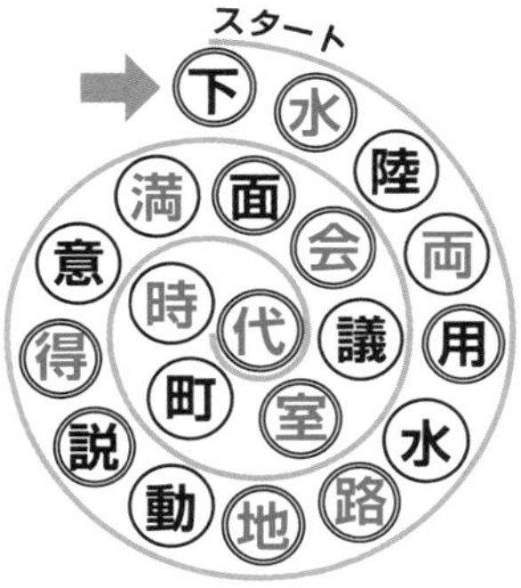

下水→水陸両用→用水路→
路地→地動説→説得→
得意満面→面会→
会議室→室町時代

❷

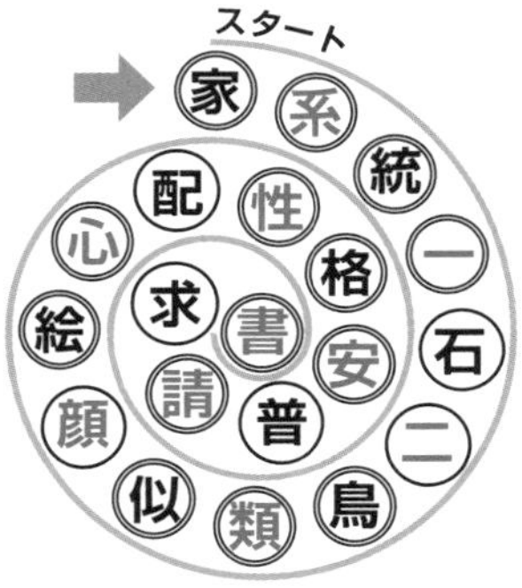

家系→系統→統一→
一石二鳥→鳥類→類似→
似顔絵→絵心→心配性→
性格→格安→安普請→
請求書

❸

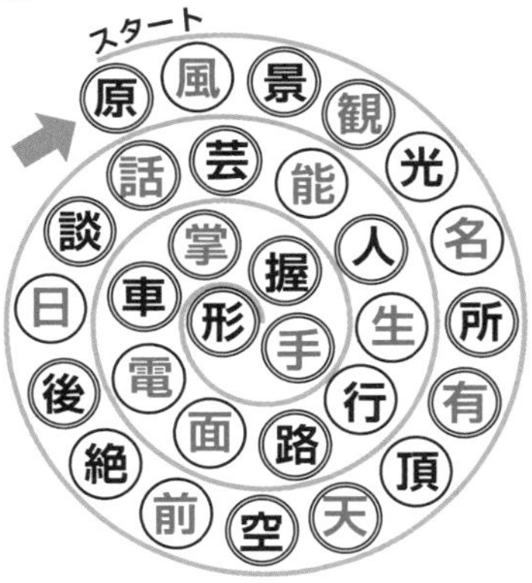

原風景→景観→観光名所→
所有→有頂天→天空→
空前絶後→後日談→談話→
話芸→芸能人→人生行路→
路面電車→車掌→掌握→
握手→手形

❹

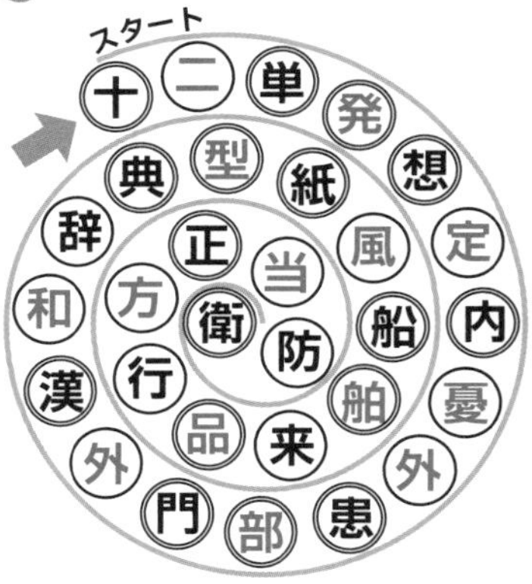

十二単→単発→発想→想定内→
内憂外患→患部→部門→
門外漢→漢和辞典→典型→
型紙→紙風船→船舶→舶来品→
品行方正→正当防衛

❺

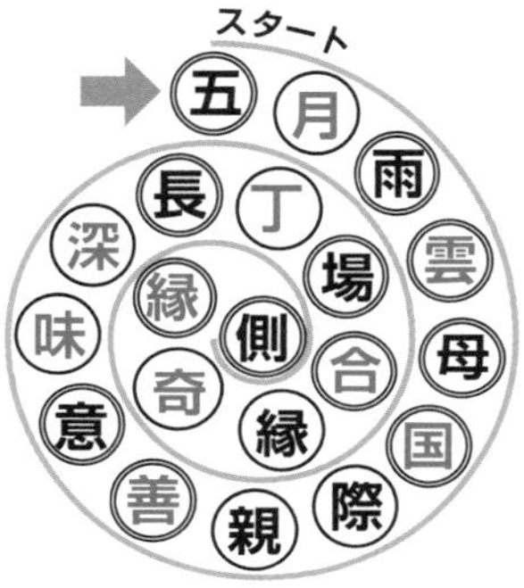

五月雨→雨雲→雲母→
母国→国際親善→善意→
意味深長→長丁場→
場合→合縁奇縁→縁側

❻

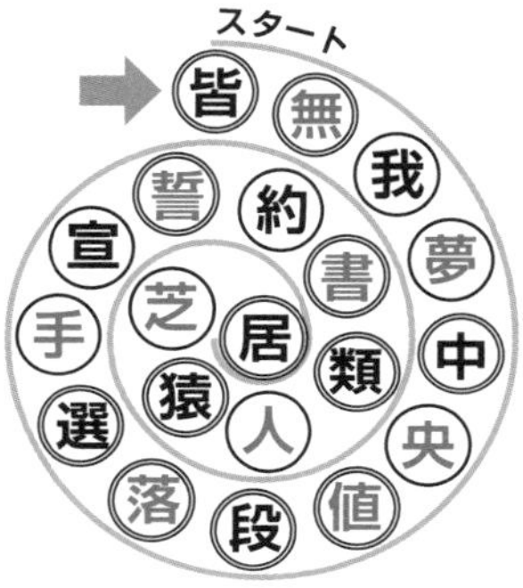

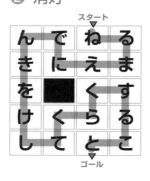

皆無→無我夢中→中央値→
値段→段落→落選→
選手宣誓→誓約書→
書類→類人猿→猿芝居

❼

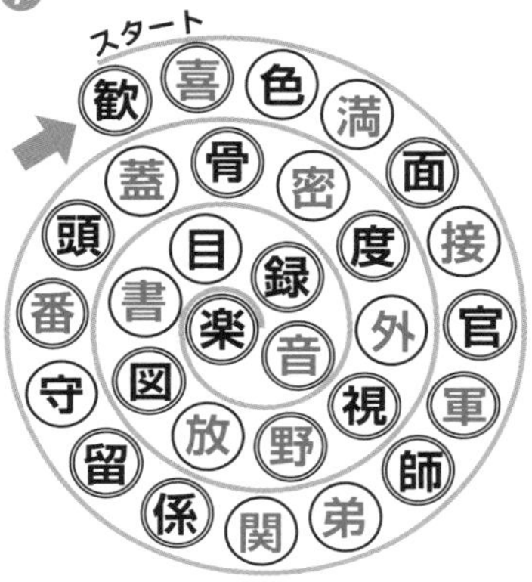

歓喜→喜色満面→面接官→
官軍→軍師→師弟関係→
係留→留守番→番頭→頭蓋骨→
骨密度→度外視→視野→
野放図→図書目録→録音→音楽

❽

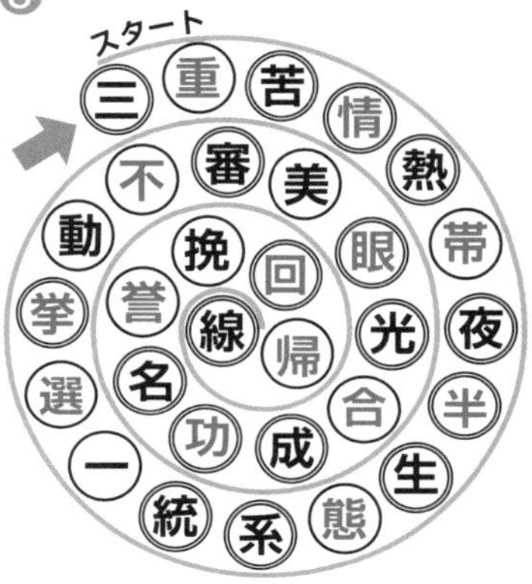

三重苦→苦情→情熱→熱帯夜→
夜半→半生→生態系→系統→
統一選挙→挙動不審→審美眼→
眼光→光合成→成功→功名→
名誉挽回→回帰線

28日目 迷路で言葉クイズ

❶ 水着

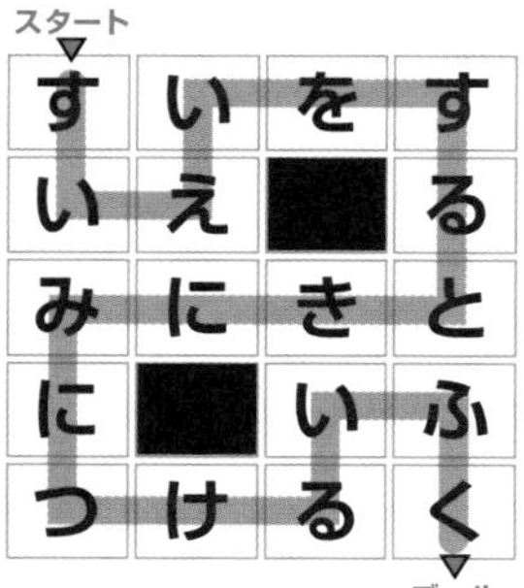

❷ 消灯

❸ 黒板

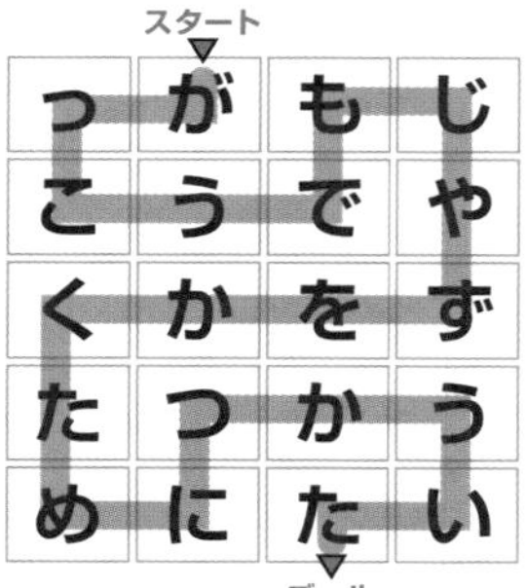

❹ 鉄棒

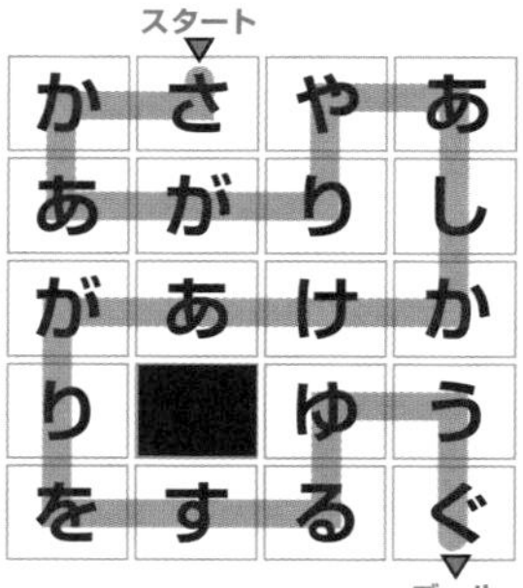

その他のドリルの解答は各ページの下欄に記載しています。

❺ 留学

スタート（1列目）

が	く	に	い
い	こ	■	っ
き	ん	べ	て
ょ	う	す	■
と	こ	る	■

ゴール（1列目）

❻ 中指

スタート（3列目）

と	び	ひ	と
く	ゆ	し	さ
す	り	ゆ	び
た	れ	ま	に
ゆ	び	さ	は

ゴール（2列目）

❼ 関東

スタート（4列目）

を	ん	う	と
ふ	け	き	ょ
く	わ	が	う
む	ち	な	と
う	ほ	か	や

ゴール（1列目）

❽ 指輪

スタート（2列目）

の	て	は	め
ゆ	び	に	る
い	け	ん	え
の	し	ょ	く
そ	う	ん	ひ

ゴール（4列目）

30日目 漢字ジグザグクロス

1 喫	B 茶	2 店	頭	3 天	井	桟
4 健	康	診	販	売	5 座	敷
6 愛	別	7 断	熱	8 進	行	童
9 苦	離	10 深	材	11 金	12 方	向
節	十	A 山	糖	平	程	13 式
14 日	年	幽	谷	15 百	C 花	次
本	16 一	心	不	乱	繚	第

❶ 答え A 山 B 茶 C 花

1 二	人	A 羽	織	2 竜	頭	蛇	3 尾	骶
4 漢	和	辞	5 首	長	6 一	本	調	骨
7 炊	飯	典	8 磨	9 戸	籍	謄	B 子	10 太
11 同	器	石	製	12 医	療	観	光	陽
業	他	13 合	成	樹	14 小	D 市	線	15 氏
16 会	社	員	17 看	脂	18 河	民	19 性	素
20 特	急	列	C 板	21 不	岸	段	格	俳
22 大	八	車	娘	言	23 電	丘	24 消	優
25 武	者	修	行	実	光	石	火	栓

❷ 答え A 羽 B 子 C 板 D 市

❸ 答え A 共 B 同 C 募 D 金 E 頭 F 寒 G 足 H 熱

1 三	F 寒	四	2 千	変	万	3 化	粧	4 人	員	5 西	高	東	6 低	徊	趣
7 体	感	温	8 求	人	広	9 異	箱	10 毀	C 募	11 集	中	豪	12 公	定	味
13 皮	膚	度	14 渦	巻	告	15 口	B 同	誉	褒	貶	16 消	雨	17 合	歩	18 緊
19 植	移	20 公	A 共	鉛	筆	述	音	21 妖	怪	変	化	器	格	緩	張
物	織	22 遊	事	23 業	記	24 初	志	25 絶	対	評	26 本	表	発	27 和	28 交
29 再	維	興	費	界	E 頭	30 徹	貫	31 深	層	価	体	32 軽	折	洋	響
開	33 発	34 分	不	紙	徹	35 温	36 法	律	心	格	短	37 薄	衷	38 団	楽
39 土	禁	処	相	応	尾	H 熱	療	相	40 理	解	小	利	競	体	41 一
G 足	42 厳	正	中	43 輻	射	加	44 液	談	45 焼	不	46 客	多	技	47 旅	人
48 公	衆	浴	立	49 綿	50 網	様	体	金	肉	能	商	売	51 資	行	鞄
52 長	丁	場	子	帽	53 空	心	菜	属	定	54 食	器	棚	D 金	援	助

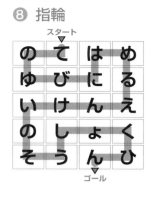

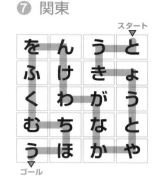

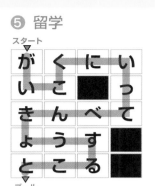

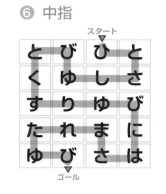

バックナンバーのご案内

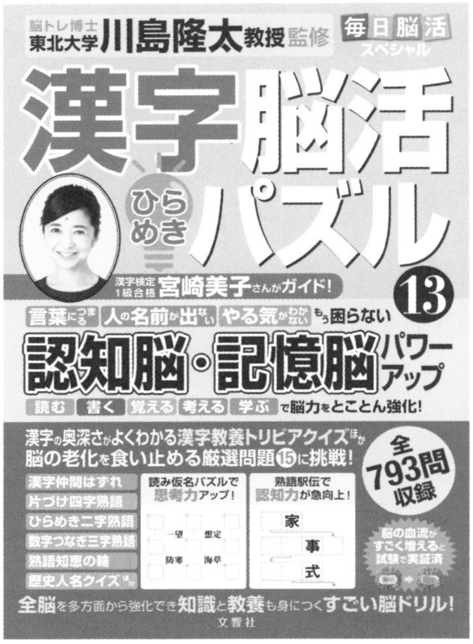

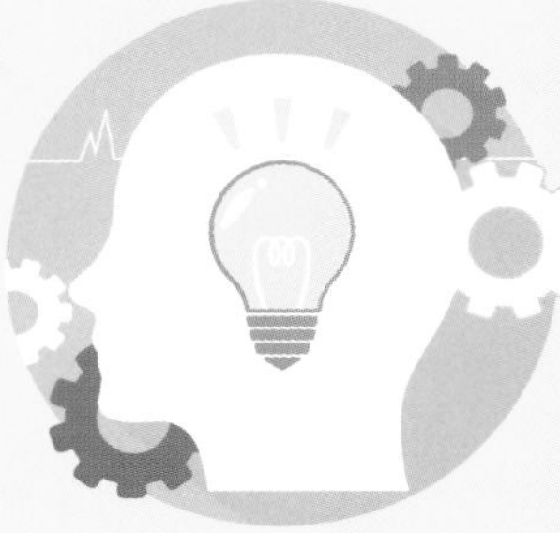

毎日脳活スペシャル
漢字脳活
ひらめきパズル⑭

編集人	小西伸幸
企画統括	石井弘行　飯塚晃敏
編　集	株式会社わかさ出版／谷村明彦
装　丁	カラーズ
本文デザイン	石田昌子
パズル作成	瓜谷眞理
写　真	石原麻里絵（fort）
イラスト	Adobe Stock
発行人	山本周嗣
発行所	株式会社　文響社
	ホームページ　https://bunkyosha.com
	お問い合わせ　info@bunkyosha.com
印　刷	株式会社　光邦
製　本	古宮製本株式会社

本書のドリル問題は、一部を除き『脳活道場』（わかさ出版刊）に掲載されたものを一部改変の上、収録しています。

この本に関するご意見・ご感想をお寄せいただく場合は、
郵送またはメール（info@bunkyosha.com）にてお送りください。